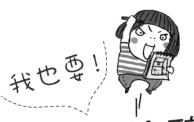

我也要！

Coloring diet diary

色鉛筆塗鴉就能瘦

好好吃、隨手畫，8週體型小1號的 瘦身手帳

可藍◎著　水腦◎繪

目錄

什麼是「My Plate 我的餐盤」？	007
在開始之前......	009
這本瘦身手帳要怎樣塗啊？	012
瘦身手帳開始囉	019
體重、BMI變化記錄表	126

三年來，說不出口的秘密　by可藍

2009年夏天，我出了《真腰瘦！肥女變魔豆》一書，這本書不僅含羞帶淚的披露了我因太肥被網友狠甩的不堪往事，記錄了我從85公斤瘦到50公斤的心路歷程，更翻轉了我看世界的角度。

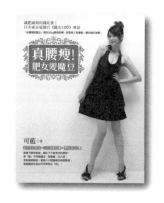

我領悟到「減肥居然可以改變生命」。不只是外型變美了，自信更是我得到的第一個禮物，不僅穿得下漂亮的衣服，也變得更快樂！除了外在，我也懂得找到自我，才能隨時散發出「致命的吸引力」。尤其當我成為模特兒後，會更在意他人的注視，卻也更常碰到外界的冷言冷語……

我不斷正面的思考，抓出空餘時間，學服裝設計、烹飪、看書……，讓自己可以更盡情的發展，更勇於探索，我想遠離自己的不安全感，開始試圖改變。

然而，在2011年1月接下了人生第一個節目主持工作後，信心卻大受打擊。

因為當時的節目是現場直播，配合時事和來賓們討論話題之外，還得不定時的和觀眾朋友的call-in互動。一開始聽到這種現場方

式時深覺好新鮮，還幻想自己說不定能激出和觀眾不同的火花，殊不知當自己真正到工作崗位上時，才曉得做節目的辛苦，更覺得要當一位主持人不是這麼好當的，才發現以觀眾的角度，去思考主持人的工作的我，實在是太無知了。

自我要求及工作繁重的情況下，我的身體悄悄起了變化……

復胖8 kg，我作了一個女生們都害怕的惡夢……

曾經青春無敵的我，以為自己瘦下來就絕對不會再復胖，也以自己所歸納出一套不復胖的原則為自豪，卻怎麼也想不到，突如其來的「荷爾蒙失調」，讓我在2011年的7月──短短的一個月間──體重上升了8公斤！

是的，回想體重從85下降到50公斤的那一天開始，我就自行歸納出一套自己的「不復胖習慣」來維持我的身材，而也強調「天然的最好」的我，壓根沒有想到，在瘦下來的四年後，要面臨重新檢視自己身材的這一天！

「怎麼會發生這樣的事情？」體重機上的數字，宣告我的復胖！惡夢在我的人生當中再一次的重演，面對突然其來的「荷爾蒙失調」，面臨打擊的我，開始想要掩飾，內心開始對自己沒有自信，開始想要遮遮掩掩，開始害怕別人說自己變胖，該要怎麼回答人家，開始不想看著鏡中的自己，開始幻想這會不會是我人生中一

個失敗的開始，開始想著「早知道……」，以及不停的自責。我簡直手足無措！

不過，幸好經過上一次的大戰35公斤後，我內心的戰士們還是有存活下來。一直擁有閱讀這個習慣的我，開始用閱讀來引導著內心戰士的方向。變胖不是世界末日，生活還是要過。比爾蓋茲先生也說過：「失敗並非壞事，一次失敗能教會你許多事，我們最不該接受的是沒有失敗，失敗的結果是試圖去嘗試其他的可能。」

我開始條列生活中讓人不舒服的狀況：休息時間太少、飛來飛去的工作難以適應、不間斷的感冒……等等。結論是：我幾乎都在做一些讓身體不開心的事情，當然身體會抗議！但是，除此之外，我完全不知道該如何是好，我甚至懷疑起自己一直相信的減肥原則，是不是出了什麼問題？先去醫院做健康檢查，來個進廠大修。

接著，我就看到我命運中的一本書──《塑身女皇教你打造完美曲線》，韓國最美麗的辣媽鄭多蓮寫到：「人類的意志並不如我們所想的堅強，所以別太相信自己的意志力，也不要用完美主義束縛自己。」我才恍然大悟，當我給自己太大的期許時，容易一個閃神無法達成，很快的也就會全盤放棄。但是換個角度去想，或許我應該要先拋開完美主義，應該要聽聽自己的身體的需要，檢視自己健康的根本，才是正確的！

就在這個時候，我接到《食在有健康》節目的邀約，我發現原

來自以為的好想法，都慢慢被推翻了。在節目中，除了潘博士以深入淺出的方式跟大家分享營養的健康常識，詹姆士大廚也用他的好手藝教我們健康美味料理。

潘懷宗博士常告訴我：「吃什麼，比不吃什麼重要！」當你選擇對的、好的食物吃進去，比你不吃什麼來得有意義。我茅塞頓開！我們常說要控制飲食，多運動，但是潘博士的話讓我理解，雖然我們知道少吃7700卡路里可瘦1公斤，但是我們卻很少細想，不吃什麼更能保持好的體質，變成健康且永不復胖的身材。

想要有健康的好氣色、好體態，首要任務就是把變胖的壞體質調回營養均衡的好本質：不挑食，用心選對食物，要有意識的選擇好的蛋白質與天然食材，你才會知道自己的身體原來可以這麼健康有活力！

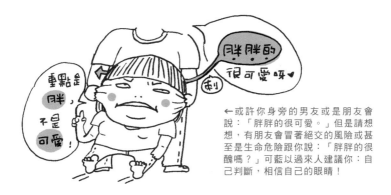

←或許你身旁的男友或是朋友會說：「胖胖的很可愛。」但是請想想，有朋友會冒著絕交的風險或甚至是生命危險跟你說：「胖胖的很醜嗎？」可藍以過來人建議你：自己判斷，相信自己的眼睛！

利用隨手可得的筆記本，來記錄平常只存在腦海裡的生活作息，我知道大部分女生都不愛跟數字搏鬥，所以設計了用色鉛筆輕鬆塗鴉的方式取代複雜又繁瑣的卡路里計算，以8週為1個循環期，將你決定要變美的日常細節畫下來，達成你想要的美女目標。

　　而塗鴉瘦身手帳，正是我根據以上心得，再創瘦下來的奇蹟！塗鴉瘦身手帳結合美國農業部最新健康概念，加上自創的塗鴉記錄法，不僅能不復胖，更讓減肥多了趣味，少了壓力！

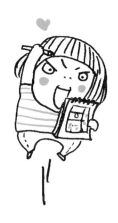

咦，什麼是「MyPlate 我的餐盤」啊？

　　說到美國最新的健康概念「MyPlate 我的餐盤」，不得不先提美國的飲食習慣。美國是一個很妙的地方，雖然非常重視健康，像是低脂、低糖、有機食品、無麩質（gluten-free）等健康概念，都是美國人提倡的；但是也因為美國人以肉、奶、蛋為主食的飲食習慣，讓他們的肥胖者也不少。所以美國政府一直在修改飲食建議。

　　以前，美國和台灣都曾使用「營養金字塔」來協助大家了解該吃多少，比方說水果每天應該吃300～400克，但是……阿娘威，我哪知道我每天吃了多少克水果啊！所以美國農業部部長 Tom

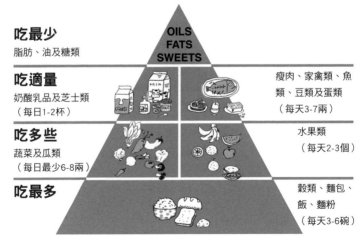

吃最少
脂肪、油及糖類

OILS
FATS
SWEETS

吃適量
奶酸乳品及芝士類
（每日1-2杯）

瘦肉、家禽類、魚類、豆類及蛋類
（每天3-7兩）

吃多些
蔬菜及瓜類
（每日最少6-8兩）

水果類
（每天2-3個）

吃最多

穀類、麵包、飯、麵粉
（每天3-6碗）

↑ 你一定有看過這種營養金字塔，但是，要換算在每天的食物上，根本不可能嘛！

Vilsack 在 2011/6/2 公開發表了「MyPlate 我的餐盤」，他說因為食物金字塔太過於複雜，讓一般美國家庭無法很容易、快速的使用它。一個盤子裡面區分成四個區塊，旁邊有一小盤乳製品，「MyPlate 我的餐盤」取代沿用了

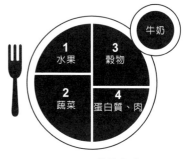

MyPlate 我的餐盤

許久的營養金字塔，成為新的美國飲食指南的標示。1是水果、2是蔬菜、3是穀類，4代表蛋白質。

這個新的「MyPlate 我的餐盤」，連美國夫人蜜雪兒‧歐巴馬都讚譽有加，她說：「對於忙碌的家庭來說，這是一個相當棒的工具，而且小孩也看得懂。還有比這個餐盤更簡單的嗎？」

「沒人有時間準確計算攝取的雞肉與蔬菜克數，從今天開始，你只要記得『圓盤』上1/4是蔬菜，1/4是水果，1/4是穀物，1/4是瘦肉，這樣就夠了！」如果是不吃肉的人，建議喝一杯牛奶或豆漿。

看看自己的盤子，再比比看「MyPlate 我的餐盤」飲食指南，當下就知道吃得均不均衡。而怎麼將「MyPlate 我的餐盤」運用在生活上，其實很簡單，每一餐就是用一個盤子當作標準，你的盤子越大當然你得吃進去的食物就越多，但是不管你的盤子大小，比例都要照著「MyPlate 我的餐盤」的規矩來走！我的標準是，每一個1/4都跟你的拳頭一樣大！

在開始之前......

或許你會問,只要塗鴉就能瘦?怎麼可能!但瘦身塗鴉的原理很簡單,藉由每天記下自己吃的東西和運動,就可以在餐盤上一目了然自己是否吃太多,是否運動不足。所以,每天持續記錄真的很重要。

在開始之前,我們要做一些心理建設囉!跟著可藍這樣做吧!Let's Go!

寫下你的目標！

你想瘦下來的原因是什麼呢？

仔細想想再勾選喔！

☐ 想穿衣服時身材變得好一點！

☐ 想恢復以前的體型！

☐ 想穿得下新買的衣服！

☐ 想穿上泳衣到海邊玩！

☐ 想更受歡迎！

☐ 想更有自信！

☐ 想要更喜歡自己！

☐ _____

☐ _____

☐ _____

- -

下定決心減肥前，請先不要設定太大、太難達成的目標，應該階段性的設定小目標，一步一步達成才有成就感，或許有人會說：「這樣好慢，乾脆不要好了。」可藍會回答你：「你的人生，你得自己選擇，不要後悔喔！」

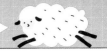

測量你的身體

決定具體目標之後，就可以開始朝向目標努力。不過，你真的胖嗎？是不是別人說你胖你才想減肥呢？到底什麼程度才是胖？要減多少比較好呢要先知道自己的狀況，也才好調整喔！

檢查你的BMI值

客觀來說，胖或瘦除了體型和體重之外，最重要的就是身體質量指數BMI值了。一般人會帶入自己的身高和體重來求BMI值，然後再查表。你是屬於體重過輕還是異常呢？

BMI值的公式為：BMI=體重(kg)/身高(m)的平方

BMI值一覽

	身體質量指數（BMI）(kg/m2)	腰圍(cm)
體重過輕	BMI<18.5	-
正常範圍	18.5≤BMI<24	男性：<90公分 女性：<80公分
異常範圍	過重：24≤BMI<27 重度肥胖：BMI≥35 中度肥胖：30≤BMI<35 輕度肥胖：27≤BMI<30	男性：≥90公分 女性：≥80公分

我的身高 _____ cm ／我的體重 _____ kg ／我的BMI值是 _____

這本瘦身手帳 要怎樣塗啊?

準備好你的色鉛筆!我們要來塗鴉囉,只要看到 ▅▅ 的時候,就表示要拿出你的色鉛筆來上色了!

今天吃青菜了嗎? 把那一格塗滿吧?

記錄你用餐的時間,注意定時吃和睡前6小時用完晚餐。

確認你的4等分有沒有超過或是太少的。

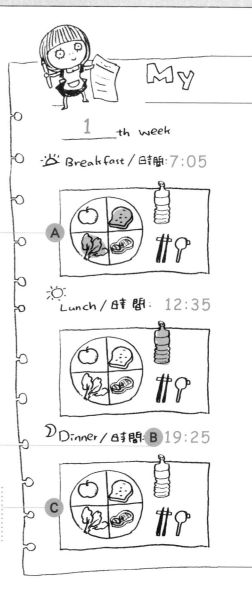

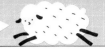

我也要！色鉛筆塗鴉也能瘦

Plate ♥

5 月 23 日

今日 check

睡眠： 8 小時　D

水： 1600 c.c.　E

便： ○ △ ×　F

三餐外有無多吃　G

_____

今天的心情　H

☺ ☹ ☺ ☺

體重： 52 kg

體脂： 26 %　I

記錄你的睡眠時間。

記錄你吃的東西，
包含喝的水。

排便有順暢嗎？

在餐和餐中間吃了
什麼？

畫下你今天的心情。

記錄你的體重
或體脂肪。

'013

可藍的實作提醒：
小運動，推倒你的「斤」字塔！

不想做白工，什麼運動比較好？

　　講到運動，嘿嘿，你是不是很想翻過去不看呢？等一下嘛，聽可藍講一下！我們都知道運動是瘦身最健康、最理想的方式。但在各種各樣的運動面前，有時候會猶豫不決，不知道什麼樣的運動方式對自己比較好，比較有效，很怕做白工，對不對？

　　如果你問我，我沒辦法直接給你答案！因為人在各方面都所不同。但從原則來講，只要是有氧運動都可以考慮。那什麼是有氧運動？通俗的講，不出現呼吸急促、上氣不接下氣的運動都是有氧運動，從運動強度上講，低、中等強度的運動都屬於有氧運動。那些累得大口喘氣的高強度運動是無氧運動，可藍覺得，不管是什麼運動，只要讓身體有節奏或讓心跳速度提升的運動，都可以作為減肥的運動方式。

每週塗滿23格，運動量就夠了！

　　有人說，我不喜歡計算，看見數字就頭暈，有沒有更簡單的方法？有！可藍根據減肥大國日本厚生勞動省的發表的「預防文明病的健康運動的方針」，幫大家把消耗熱量相當的運動歸納成一個一

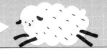

個的單位，請水腦疊成「斤字塔」。只要照表操課後，塗上色塊。
一週塗滿23格之後，你本週的運動量也就夠了。當然，如果你本週
的運動量不夠的話，也可是夠一目了然的咧！

- 比如，做了三個單位的運動後，你可以塗上三格。各種運動列
  表請參照封面後折口。

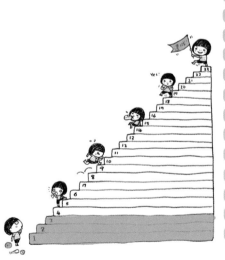

在平地騎自行車	15 分鐘
爬樓梯 5 層樓	10 分鐘
打排球	20 分鐘
仰臥起坐	25 分鐘
和朋友去健行	30 分鐘
游泳	10 分鐘
瑜伽	30 分鐘
慢跑	15 分鐘
在家做伸展操	30 分鐘
跳繩	20 分鐘
打桌球	20 分鐘
遛狗	40 分鐘
逛街	1 小時
散步	40 分鐘

可藍的實作提醒：不易復胖的6種吃法

平衡卡路里
享受美食，避免大分
量的食物。吃到飽的
餐廳，能免就免！

多吃好東西
想辦法讓盤子的一半充
滿蔬菜與水果，並挑選
低脂的蛋白質如瘦肉。

少吃壞東西
蛋糕與冷凍食品。

戒掉有糖的飲料
盡量不喝，尤其別
在餐和餐中間喝。

餐後的記錄
餐後或是晚上花點時間塗鴉，既像寫
日記，又能記錄飲食，一舉兩得！

三餐要正常吃
絕對不要忍著不吃，減肥很容易就破功了！

　　當然，絕對不能忘記，就算在外面吃，也要在腦中開啟你的
「MyPlate 我的餐盤」掃瞄眼喔！嗶嗶！

可藍的實作提醒：別一腳踩進吃的地雷區！

三餐不可少一餐

相信很多人都有用過「晚餐不吃法」來減肥，不過復胖的機率極高，為什麼呢？因為行走江湖難免被叫去朋友聚餐，如果身體已經習慣晚上不吸收熱量，嘿嘿，聚餐的熱量將會被你一滴不剩的吸收啦！

不可以只吃一種食物

可藍復胖的故事還沒嚇到你嗎？均衡是減肥之本，切記啊！

飲食量不能過少

照以上的說法，每餐應該吃4個拳頭的量+1杯牛奶，不過如果你只吃1個拳頭的量，難免會像被拳頭打中一樣頭暈目眩喔！

邊看電視邊吃飯

難保你看《奪魂鋸》的時候，不會嚇得把不該吃的全都塞進去啊！

燃燒吧！我的瘦身目標！

瘦下來第一件要做的事情是：

_____

瘦下來第二件要做的事情是：

_____

瘦下來第三件要做的事情是：

_____

目標體重：   **kg**

貼上自己這時的照片吧！

第1週

體重: kg

BMI:

腰圍: cm

臀圍: cm

從今天開始,每天你就要一頁一頁的邁向你心中那個「理想的女孩」,別想得太難,可藍這個方法就是希望你能無憂無慮的讓體型小1號,只要照著每天的日記來畫,注意幾個要點,推倒斤字塔也就是指日可待的了!(插腰)

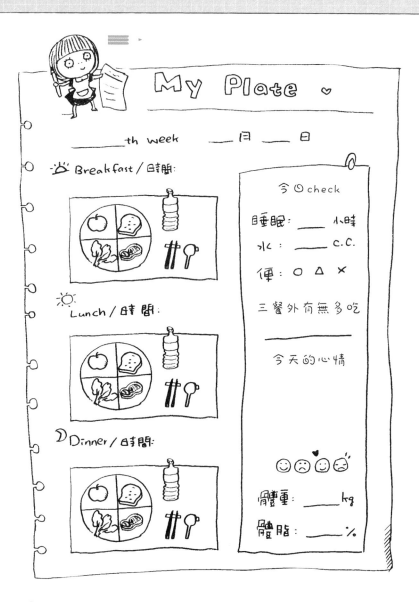

My Plate ♡

_____th week   ___月 ___日

Breakfast / 日期:

Lunch / 時間:

Dinner / 時間:

今日check

睡眠: _____ 小時

水: _____ c.c.

便: ○ △ ✕

三餐外有無多吃

_____

今天的心情

☺ ☹ ☺ 😓

體重: _____ kg

體脂: _____ %

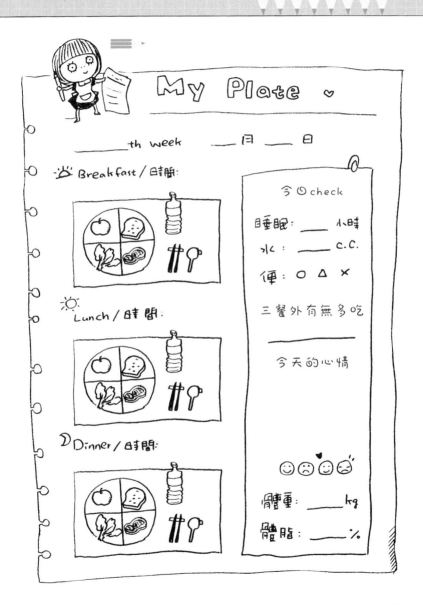

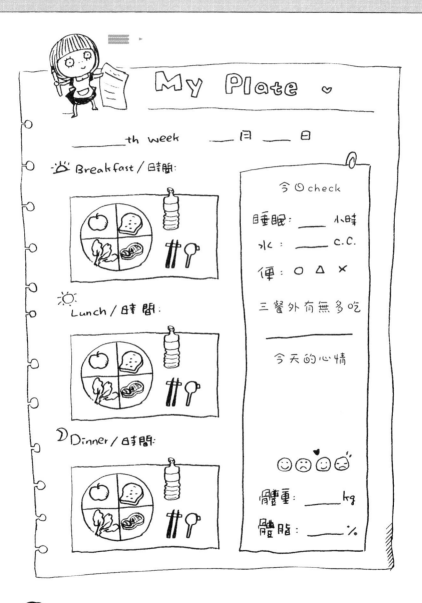

My Plate ♡

____th week ____ 月 ____ 日

🌅 Breakfast / 時間:

🌞 Lunch / 時間:

🌙 Dinner / 時間:

今日 check

睡眠: ____ 小時

水: ____ c.c.

便: ○ △ ✕

三餐外有無多吃

____

今天的心情

☺ ☹ ☺ 😓

體重: ____ kg

體脂: ____ %

第4天

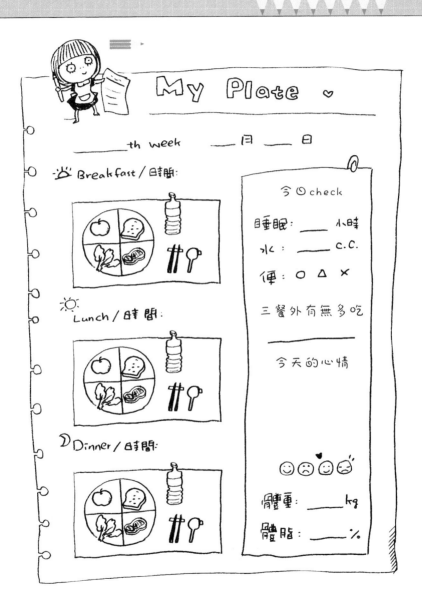

My Plate ♥

_____th week ___月 ___日

☀ Breakfast / 時間：

☼ Lunch / 時間：

☽ Dinner / 時間：

今日 check

睡眠：_____小時

水：_____c.c.

便：○ △ ×

三餐外有無多吃

_____

今天的心情

☺ ☹ ☺ ☺

體重：_____kg

體脂：_____%

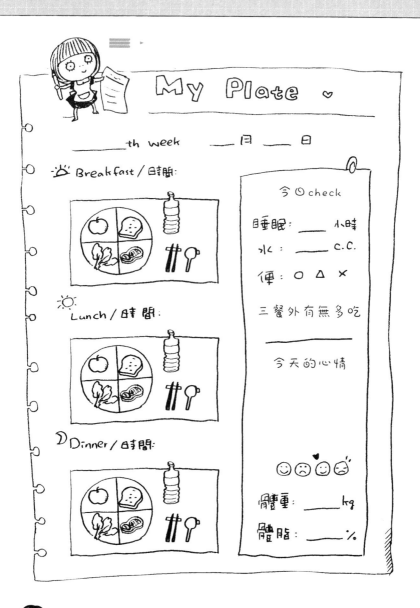

My Plate ♡

_____th week ____月____日

☼ Breakfast／時間：

☼ Lunch／時間：

☽ Dinner／時間：

今◎check

睡眠：_____ 小時

水：_____ c.c.

便： ○ △ ×

三餐外有無多吃

_____

今天的心情

☺ ☹ ☺ ☺

體重：_____ kg

體脂：_____ ％

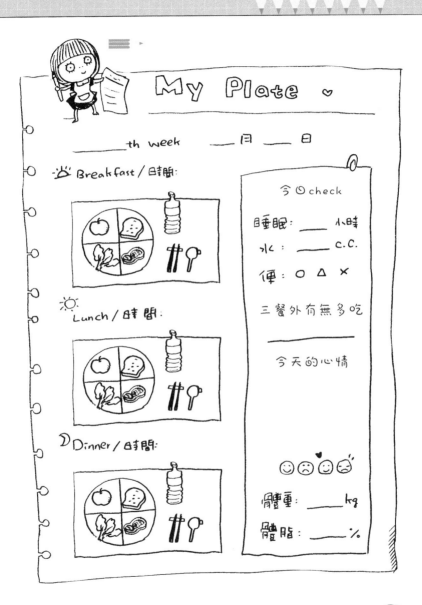

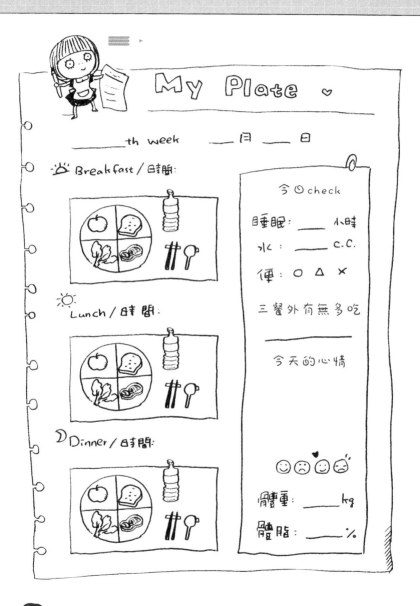

My Plate

_____th week ____月____日

☀ Breakfast / 時間:

☀ Lunch / 時間:

🌙 Dinner / 時間:

今日 check

睡眠: _____ 小時

水: _____ c.c.

便: ○ △ ✕

三餐外有無多吃

_____

今天的心情

☺ ☹ ☺ 😓

體重: _____ kg

體脂: _____ %

第1週，推倒斤字塔的時間！

動一動你的身體吧，為了讓
你不用每次運動都要去計算
消耗的卡路里，只要參照封
面折口的運動，任選1種來
做，比如騎腳踏車15分鐘，
就可以畫滿1格。每週建議畫
滿23格。很快的，你也會愛
上這種流汗的爽快感喔！

你是有復胖體質的人嗎？

　　復胖是大多數瘦身成功的人最大的隱憂，可能好不容易瘦了5公斤又胖回3公斤。究竟要怎樣才能徹底告別復胖的陰影呢？

　　你可以透過下列檢測表，確認自己是否為容易復胖的體質。以下都是易胖或是容易復胖者的小小特徵喔！

> ### 檢視自己的易胖復胖指數
> ### 下面敘述，符合你的狀況就塗滿顏色！
>
> ☐ 用不正當的快速減肥法減肥
> ☐ 身體常常有水腫的現象
> ☐ 減肥過程中容易緊張
> ☐ 壓力大的時候喜歡用吃來發洩
> ☐ 被別人嘲笑時就想放棄減肥這條路
> ☐ 常常容易有口乾舌燥的感覺
> ☐ 非常怕熱，身體的溫度偏高
> ☐ 減肥時很容易一天捕魚三天曬網
>
> ☐ 減肥次數過多
> ☐ 吃東西挑食，不喜歡青菜水果
> ☐ 經常有便秘的情況，便便又乾又硬
> ☐ 臉色發紅，或是常常容易面紅耳赤
> ☐ 減肥方法中沒有運動這一項
> ☐ 喜歡喝冷飲，喜歡吃冰
> ☐ 肌肉結實肥厚

　　塗滿5個方塊的人代表你的復胖機率偏高，知道原因後就更要加強預防的方法，可藍還是堅持控制飲食加上規律運動，才是正確又有效的減重方法唷！

可藍的實證紀錄

　　當第一次實踐塗鴉減肥法時，可藍可是玩真的喔！先拿出一本空白的筆記本，寫下每天的日期，每一個日期下面畫上了三個「MyPlate 我的餐盤」，寫下了早中晚餐的字樣，有點像是小時候在倒數什麼重大事情時，內心總是充滿著小小雀躍感，開始了屬於我的塗鴉減肥筆記。

　　第一天，我一早要出門前就先量了體重，早餐選了盒裝豆漿一罐，午餐吃了自己手做的便當，有穀類、肉和菜，因為晚餐跟朋友約了吃燒肉，所以我晚餐吃了燒肉夾生菜，而燒肉跟生菜的比例各約一碗左右，飯後吃一顆芭樂。晚上提早兩個捷運站下車，步行回家的距離大概是半個鐘頭。

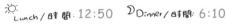

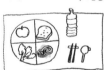 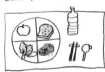 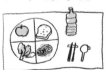

　　你一定有發現，我第一天的檢視表就大大不及格，從早餐開始，「MyPlate 我的餐盤」上面，就只有將餐盤的蛋白質畫上顏色；午餐比較均衡。但水喝得不夠。晚餐吃的燒肉夾生菜、芭樂，畫上

蛋白質、蔬菜、水果類。這樣一天累積下來你會發現，幾乎餐餐的營養攝取都不均衡，但要每餐做到「MyPlate 我的餐盤」，真的有難度，**於是我彈性規定一天至少有一餐要完整攝取營養**，也就是這一餐一定要把「MyPlate 我的餐盤」上面的顏色塗滿，至於每一個1/4水果、蔬菜的格子分量，我都以各一個拳頭為單位計算。

你看，這樣檢視自己是否有攝取到完整均衡的營養，真是個好方法，隨後記上今天走了半小時的路，今天的「斤字塔」也達成了！於是在上面給自己畫個可愛笑臉，隨後就來檢討自己一天下來進食的時間、內容，例如晚餐時間似乎有點晚了，到睡前還是有點飽飽的，就會提醒自己明天要早點吃（握拳）。

這就是可藍記錄第一天的OS，隨後就這樣記錄了一週後，我發現這方式好可愛，尤其當自己今天的蔬菜或肉或飯吃太多時，我還會在圖案旁邊再畫上一個超量的圖，我只能說這種記錄的方式不但不會厭倦，反而還會越來越起勁。

我不是天生的瘦子，必須要很努力才能維持體重，體重在8週後成功的從57公斤瘦到52公斤，5公斤雖然不多，但是身體變健康，氣色明顯變好，也更不容易累了。尤其筆記本可隨身攜帶，我相信時時刻刻帶在身上的你，一定會跟我一樣愛上它。

可藍的 ❤
清爽瘦身食譜時間

不知道你是不是也是愛吃鬼呢？可藍曾
經因為食物帶給我很多幸福的感覺，才
胖到像貴乃花一樣。現在可藍雖然瘦下
來了，但還是一樣能吃，重點就是要控
制食物的熱量！

可藍設計了8週的瘦身食譜，只要稍微
用心，利用低卡食物安全度過8週，你
也可以一樣瘦！

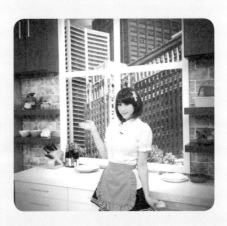

聰明又清爽瘦身食譜 **南瓜三明治佐香煎雞肉**

今日營養小老師：可藍

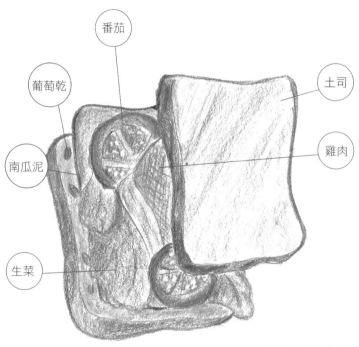

番茄

葡萄乾

土司

南瓜泥

雞肉

生菜

【材料】

南瓜泥1個拳頭的量、雞腿1隻、大番茄半顆、葡萄乾少許

【作法】

1.南瓜泥：將1個拳頭分量的南瓜蒸熟拿出來，用叉子均勻壓碎成泥，加入適量的葡萄乾。

2.煎雞肉：準備一隻去骨雞腿。先用廚房紙巾將肉上多餘的水分擦乾後，不需放油，直接將雞皮朝鍋面乾煎。過程中會有許多雞油跑出來，再用紙巾擦掉。等雞皮煎出脆度，再翻面煎熟即可。

3.準備自己喜歡的生菜、蔬果夾入土司內，南瓜泥抹上土司後，再放上雞肉，就大功告成啦！

清爽又營養的好幫手：南瓜

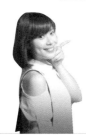

南瓜的口感是甜的，又是澱粉，很多人都會質疑吃南瓜減肥的效果。不過南瓜因為纖維多，又有含有不飽和脂肪酸，可幫助腸子蠕動跟利尿，對瘦身超有幫助的喔！

瘦身關鍵字 **清冰箱**

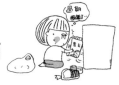

我想你會問，冰箱跟瘦身有什麼關係啊？不管是你是跟家人住，或是自己住，都應該檢查一下自己的冰箱，認真清理。並且著手三件事：

1.幫食物排隊伍

重新幫冰箱裡的食物「排隊伍」：把礦泉水、低脂牛奶，放在你的珍珠紅、烏龍綠或是可樂前面，將沒吃完的巧克力、果醬、起司、香腸……放在最低一層架子上。如果還有多餘的同類食物，統統放進你總是懶得打開的密閉容器裡。當然，別忘記把水果放在最搶眼、最容易拿到的地方。

2.幫食物分好份量

把零食或食物分成好幾份。比方你一天能吃3份拳頭大的水果，就把水果以拳頭大分類好。每次取出1份食品，不要把1整盒西瓜拿出來。那種把整盒都端出來，吃剩下後再放回去的想法，往往造成全部吃掉、什麼也不剩的後果。

3.把過期食物丟掉啦！

有時候把冰箱打開，是否會有一種「世界末日來了我也還可以撐一段時間」的感覺？東西真的太多了啦，過期的快點丟吧，世界末日來了，你應該會吃不下才對。

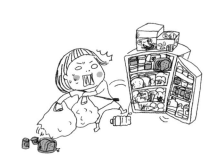

第**2**週

體重：   kg

BMI：

腰圍：   cm

臀圍：   cm

第1週進行得如何呢？還沒有將塗鴉瘦身手帳融入生活嗎？沒關係，習慣的養成本來就需要一點時間，先試著在最後面空白處養成心情塗鴉的空間吧？這樣一來，沒事把本子帶在身上的機會也會增高喔！

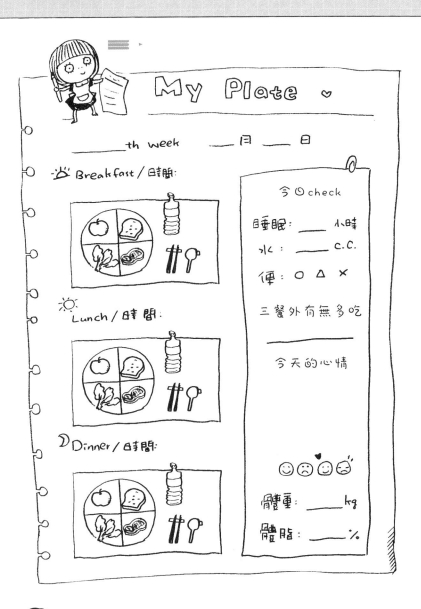

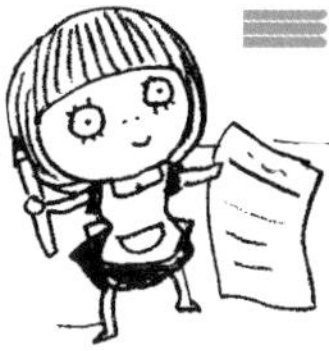

第2天

My Plate ♥

_____th week   ___月 ___日

☀ Breakfast / 時間:

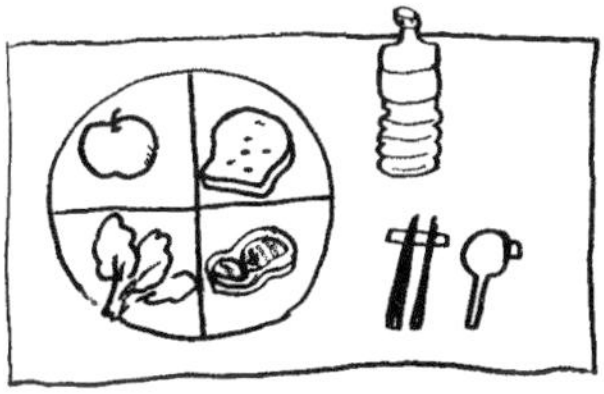

🌞 Lunch / 時間:

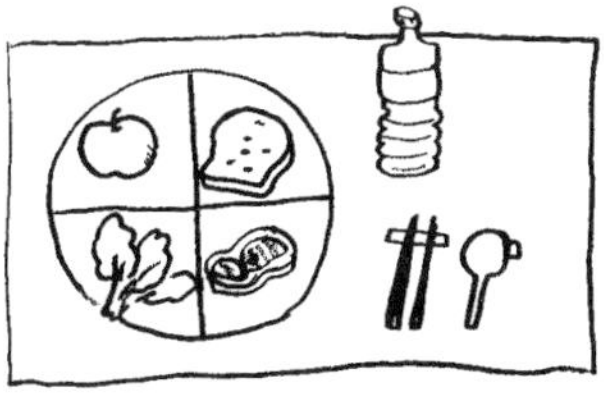

🌙 Dinner / 時間:

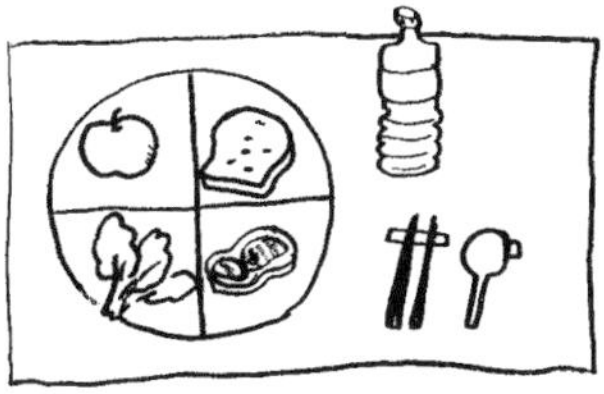

今⊙ check

睡眠: _____ 小時

水: _____ c.c.

便: ○ △ ✕

三餐外有無多吃

今天的心情

😊 😞 😀 😣

體重: _____ kg

體脂: _____ ％

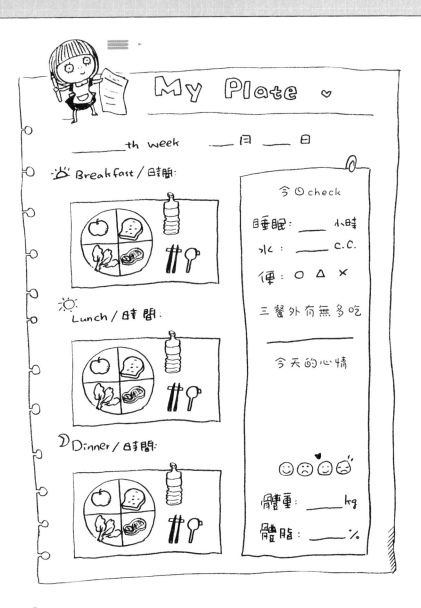

My Plate ♥

_____th week ____月____日

☀ Breakfast / 時間:

☀ Lunch / 時間:

☽ Dinner / 時間:

今日 check

睡眠: _____ 小時

水: _____ c.c.

便: ○ △ ✕

三餐外有無多吃

今天的心情

☺ ☹ ☺ ☺

體重: _____ kg

體脂: _____ %

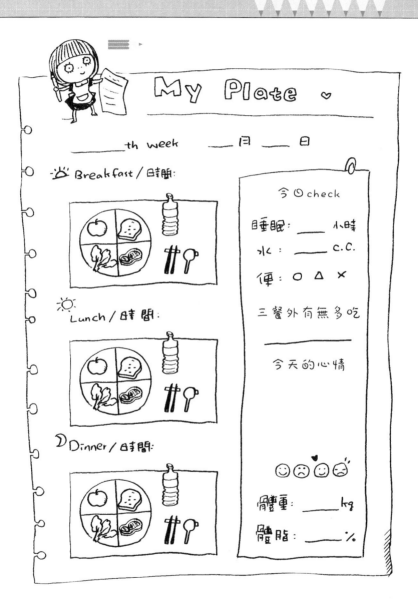

My Plate ♥

_____th week   ___ 日 ___ 日

☀ Breakfast / 時間:

☀ Lunch / 時間:

☽ Dinner / 時間:

今日 check

睡眠: _____ 小時

水 : _____ c.c.

便 : ○ △ ✕

三餐外有無多吃

今天的心情

☺ ☹ ☺ ☺

體重: _____ kg

體脂: _____ %

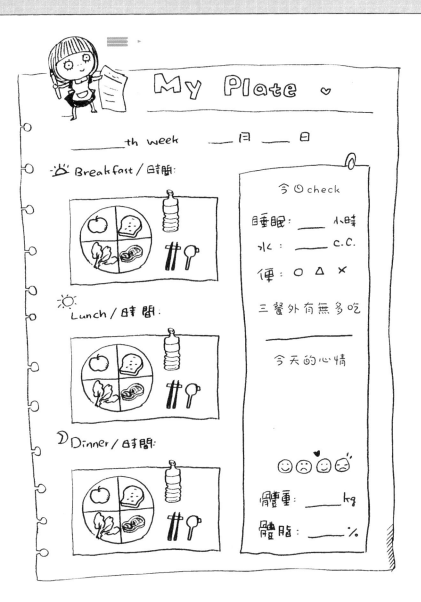

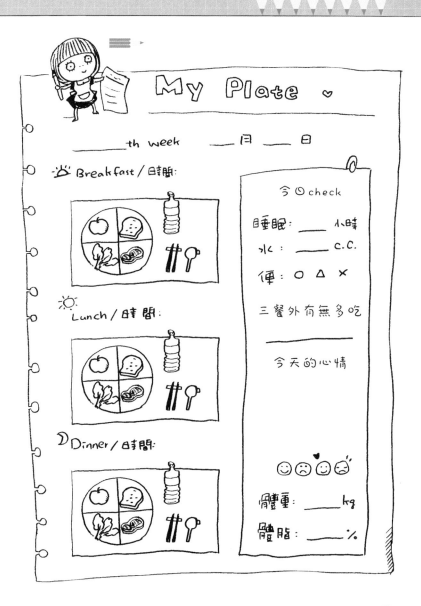

My Plate ♡

_____th week ____月 ____日

☼ Breakfast / 時間:

☀ Lunch / 時間:

☽ Dinner / 時間:

今日 check

睡眠: _____ 小時

水: _____ c.c.

便: ○ △ ✗

三餐外有無多吃

_____

今天的心情

☺ ☹ ☺ ☹

體重: _____ kg

體脂: _____ %

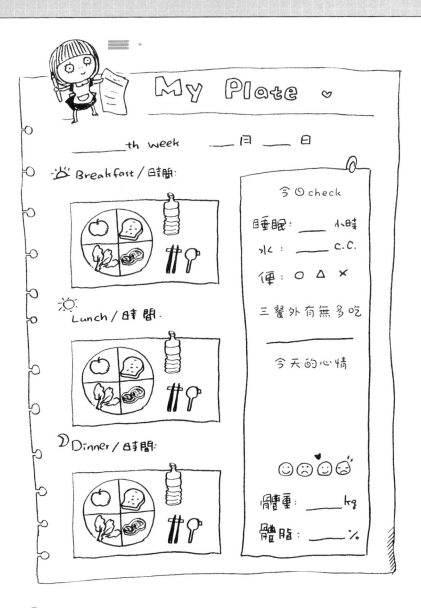

My Plate ♥

_____th week ____月____日

☀ Breakfast / 時間:

☀ Lunch / 時間:

🌙 Dinner / 時間:

今日 check

睡眠: _____ 小時

水: _____ c.c.

便: ○ △ ✕

三餐外有無多吃

今天的心情

☺ ☹ ♥ ☺ ☺

體重: _____ kg

體脂: _____ %

第2週，推倒斤字塔的時間！

動一動你的身體吧，為了讓你不用每次運動都要去計算消耗的卡路里，只要參照封面折口的運動，任選1種來做，比如騎腳踏車15分鐘，就可以畫滿1格。每週建議畫滿23格。很快的，你也會愛上這種流汗的爽快感喔！

聰明又清爽瘦身食譜 **韓式拌飯便當**

今日營養小老師：可藍

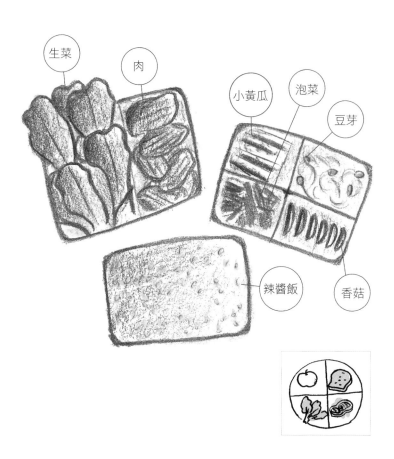

生菜

肉

小黃瓜

泡菜

豆芽

辣醬飯

香菇

【材料】

辣醬1匙、泡菜少許、生菜半顆、小黃瓜1條、肉1個拳頭的量、豆芽和香菇少許、白飯1碗

【作法】

1. 辣醬飯：煮飯時，可以加入一匙韓式辣醬，煮好時，飯就會帶點紅紅的，令人非常有食欲！

2. 生菜：選擇自己喜歡的生菜，可藍挑的是蘿美生菜或蘿蔓。

3. 肉：火鍋豬肉片加上醬油稍微醃漬一下，下鍋煎熟即可。

4. 小黃瓜：洗乾淨切成條狀即可。小黃瓜的農藥比較多，可以買有機的，或是多洗幾次喔！

5. 豆芽、香菇：一起燙熟後加點香油和鹽拌一下。

6. 泡菜：買一般現成的即可。

7. 以上分別裝進便當盒就完成了！

清爽又營養的好幫手：泡菜

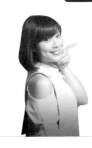

我們在瘦身的時候，常會因為蔬果比較多而吃得較清淡，容易想吃點鹹的。這時候泡菜就派上用場了。泡菜因為在發酵過程中會產生乳酸，乳酸能促進消化，所以可藍很推薦喔！在韓國，甚至還有人用泡菜來瘦身呢！不過，我想應該有人不敢吃辣的，幸好現在台灣有許多泡菜是不辣的，在選擇的時候愛注意喔！

想跟可藍一樣美麗？
跟我一起念變身口訣「BEAUTY」

設定的目標一定要在合理範圍內，先以5公斤為目標，從飲食、運動著手，實現瘦身願望。當你認真執行8週後，相信你一定可以感受它無形的魔法！記得在開始前，先拍下自己第一天的樣子，接著每週的第1天都拍一張全身照做紀錄，因為只有照相機和鏡子不會騙人，累積到最後一天你會從自己身上發現這個方法對你施展的迷人魔法，前提是你要相信它，執行它，就能實現它。

我在自己身上所施展的魔法是「BEAUTY」，因為培養了運動習慣，改善了腰痠背痛的文明病，身體變得舒服，氣色好，體態正，我找回了一個健康的自己！

Balance 在過程中找到平衡

千萬別只用想的，在過程中找到瘦身手帳與自己生活習慣的平衡點，無壓力才會長長久久。

Energy 擁有熱情活力

當你對瘦身沒有熱情時，當然很難一直持續下去。如果達成目標，最好能夠給自己一些獎勵，比方說本週的斤字塔有完成時，是否買個小耳環或好好泡個澡犒賞自己一下呢！當然，千萬不能拿吃

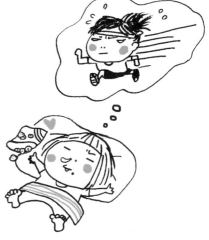

來犒賞自己喔！

Ample 一切要足夠

在飲食方面，是需要足夠且優質的營養攝取，別以為你口腹之欲滿足了，身體就滿足了。可藍要跟你說：「沒那回事喔！」

Usually 設定自己可以經常性做到的活動

爬樓梯、走路、在家做伸展操，這些都是非常容易辦到的。斤字塔裡面的運動大部分都滿容易辦到的。對了，聽說易胖的人每天走路不會超過3000步，你有計步器嗎？可以大略測量你一天的走路數到底夠不夠！

Time 時間規畫

設定在合理的時間完成，給自己一點時間上倒數的小壓力並不為過，重點是你已經開始在完成你自己想要變美麗的這件事情上。

Yourself 你自己的事情擺第一

在這過程當中，一定會有很多事情冒出來干擾你，這時請告訴

自己，忍住耶，不可以隨波逐流，要先將減肥目標擺第一，遇到飯局或是好朋友約會，請先大聲宣布你在執行減肥計畫，請他們幫助你一起變美麗！

本日小紀錄

我每天走路　　　　　　步

第**3**週

體重：   kg

BMI：

腰圍：   cm

臀圍：   cm

可藍的習慣是在睡前6小時不吃東西，
這樣一來身體已完全消化你的晚餐，
再者也可降低身體負擔，畢竟晚上的睡
眠就是要讓身體器官跟著休息，如果
你睡前還暴飲暴食，還真辛苦了你的身
體呢！

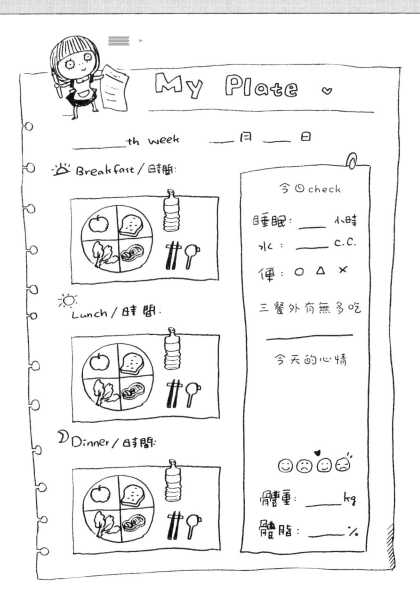

My Plate ♡

_____th week   ___ 月 ___ 日

Breakfast / 時間:

Lunch / 時間:

Dinner / 時間:

今日 check

睡眠: _____ 小時

水: _____ c.c.

便: ○ △ ✕

三餐外有無多吃

_____

今天的心情

體重: _____ kg

體脂: _____ %

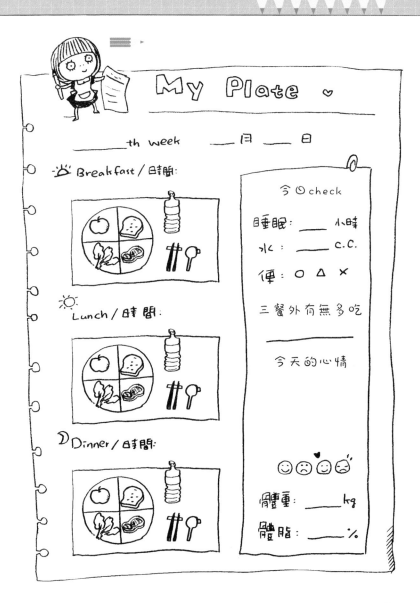

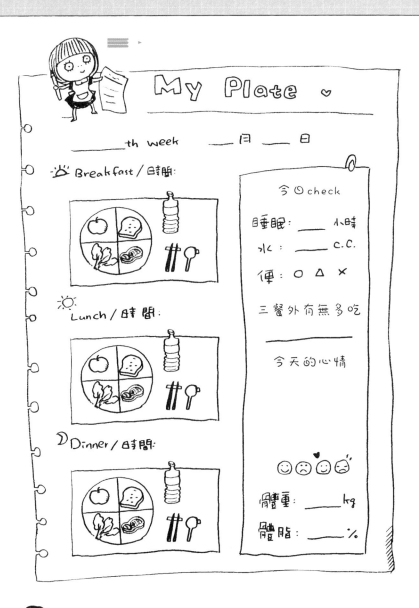

My Plate ♥

_____th week   ___月 ___日

Breakfast / 時間:

Lunch / 時間:

Dinner / 時間:

今日 check

睡眠: _____ 小時

水: _____ c.c.

便: ○ △ ×

三餐外有無多吃
_____

今天的心情

體重: _____ kg

體脂: _____ %

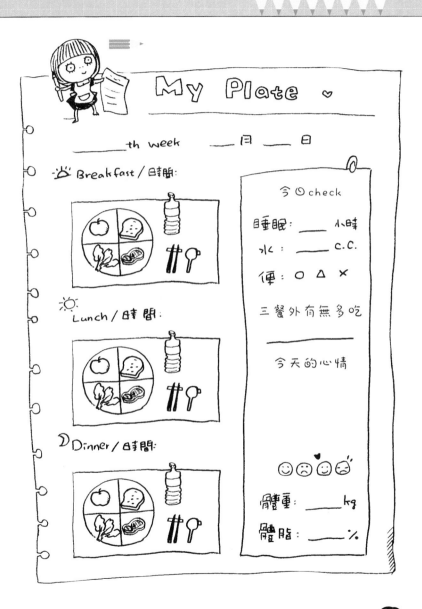

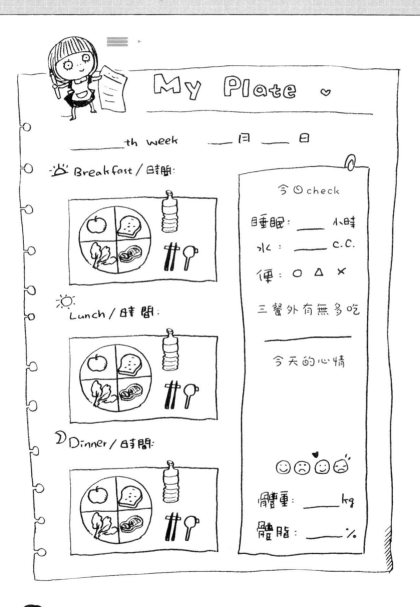

My Plate ♥

_____ th week   ___ 月 ___ 日

☀ Breakfast / 時間:

☀ Lunch / 時間:

🌙 Dinner / 時間:

今日 check

睡眠: _____ 小時

水: _____ c.c.

便: ○ △ ✕

三餐外有無多吃

_____

今天的心情

☺ ☹ ☺ 😣

體重: _____ kg

體脂: _____ %

第6天

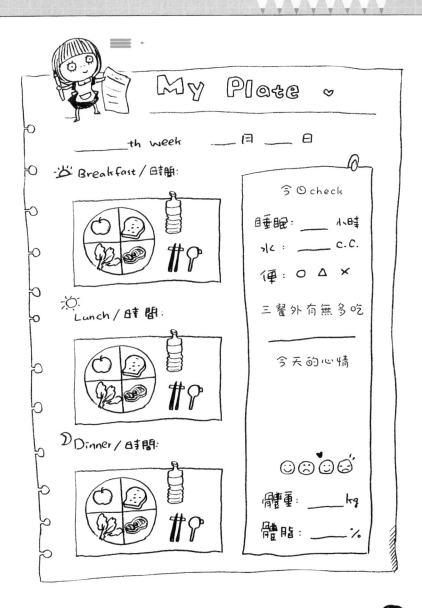

My Plate ♥

_____th week ___ 月 ___ 日

☀ Breakfast / 時間：

☀ Lunch / 時間：

🌙 Dinner / 時間：

今 ⊙ check

睡眠：_____ 小時

水：_____ c.c.

便：○ △ ✕

三餐外有無多吃

_____

今天的心情

☺ ☹ ☺ ☺

體重：_____ kg

體脂：_____ ％

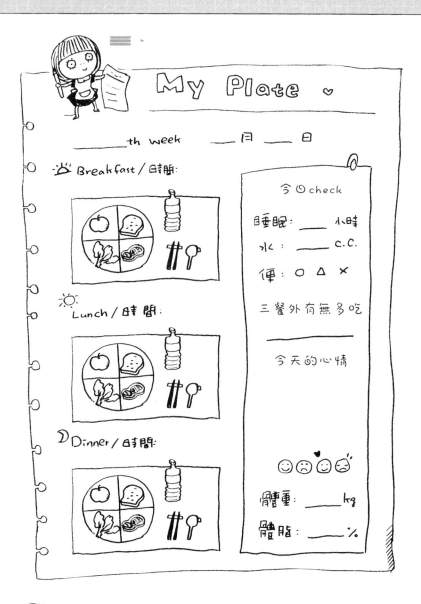

3rd week的反省點！

　　這3週的瘦身紀錄成果如何呢？是否有一些出現問題的地方？比方說沒辦法在睡前6小時吃飯，或是有哪些影響你心情，是公車等好久都不來、比賽輸了，還是被老師唸？小心，這些都是你瘦身的大敵喔！畫下來之後，就盡量忘掉吧！

檢討點1：

_____

檢討點2：

_____

檢討點3：

_____

▰▰▰ · 煩惱的事	▰▰▰ · 快樂的事

可藍的喝水經！

人體的含水量大約是60～70%，就連牙齒和骨頭裡面都有水呢，神奇吧！人體的循環大約一週就會把全身的水都換過一次，所以，你想想，如果你身體裡頭都是不太好的水在流來流去，是不是有點噁心？

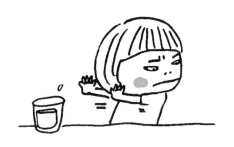

好多人跟可藍反應過，喝飲料、喝咖啡、喝湯都可以，就是不習慣喝水。其實水也可以玩變身魔術的，像是加上適量的檸檬原汁讓舌苔更清潔，也能讓口氣更芬芳，還能補充維他命C；在水裡加上適量蜂蜜可以補充溫和的蛋白質，對女生皮膚也很好；加上薄荷葉帶點不一樣的香氣讓水更有風味。

一早起床當然要先喝一杯250c.c.的溫水來讓身體「醒過來」，在餐前和餐後也會喝一些水，盡量在白天把規定的分量喝完，睡前5小時就不會大口喝水，避免第二天早上水腫。

但千萬別喝太多碳酸飲料，對身體可是有負擔的唷！建議利用水本身去做變化，而不是喝其他飲料！你也可以喝舒緩身心的花草

茶,但茶也別喝太多,有些人可是會睡不著的,到時肚子餓,吃了消夜,那就得不償失了!

對了,你每天應該要喝的水,應該等於你的體重×30～40＝個人需要的量。

塗滿你每天應該喝的水量

▸ 我需要的水量是

1000c.c.

1500c.c.

2000c.c.

2500c.c.

3000c.c.

3500c.c.

4000c.c.

聰明又清爽瘦身食譜 麻醬豆腐滿足沙拉

今日營養小老師：可藍

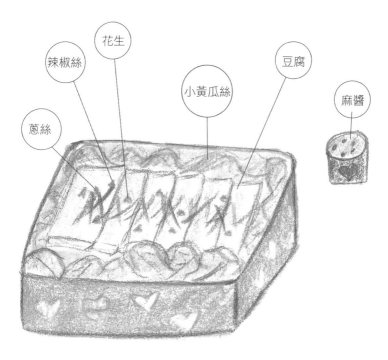

辣椒絲

花生

蔥絲

小黃瓜絲

豆腐

麻醬

【材料】

1.芝麻醬2匙、花生醬1匙、醬油2匙、烏醋1匙、香油1匙

糖、蒜泥、水、芝麻,以上少許。

2.嫩豆腐1盒,挖出1個拳頭的量。

3.小黃瓜3～4根。

4.青蔥1把。

5.花生1把。

6.辣椒1根。

【作法】

1.用刨刀將小黃瓜刨成長條狀。

2.將青蔥跟辣椒切絲,將花生磨碎或裝進塑膠袋用桿麵棍,或用杯側

側代桿麵棍打碎。

3.將黃瓜絲鋪在便當最下面,依序放入豆腐、蔥絲跟辣椒絲裝飾在豆

腐上,灑上花生粉,再淋上醬汁就可以了。

清爽又營養的好幫手:豆腐

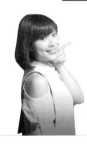

豆腐是熱量很低,卻又很容易有飽足感的食物,同
樣是一個拳頭的大小,肉容易餓,豆腐卻不容易。
最重要的是,豆腐不用煮也能吃,很適合懶得開火
的人!

第3週，推倒斥字塔的時間！

動一動你的身體吧，為了讓你不用每次運動都要去計算消耗的卡路里，只要參照封面折口的運動，任選1種來做，比如騎腳踏車15分鐘，就可以畫滿1格。每週建議畫滿23格。很快的，你也會愛上這種流汗的爽快感喔！

書成！

Yes!

23
22
21
20
19
18
17
16
15
14
13
12
11
10
9
8
7
6
5
4
3
2
1

第**4**週

體重： kg

BMI：

腰圍： cm

臀圍： cm

嗨！記錄得如何，有心得了嗎？你有沒有發現，可藍為什麼要在表裡面放「今天的心情」這個欄位呢？因為，依照可藍的過來人經驗，心情好時，即便稍微吃得多一點，體重也比較容易下降喔！

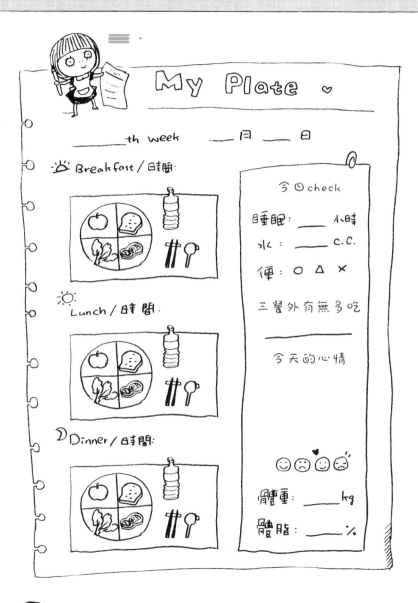

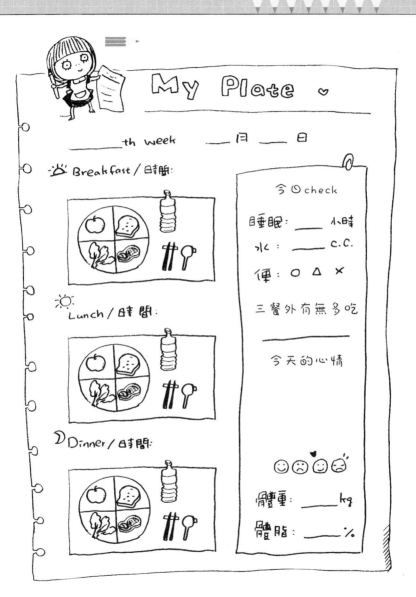

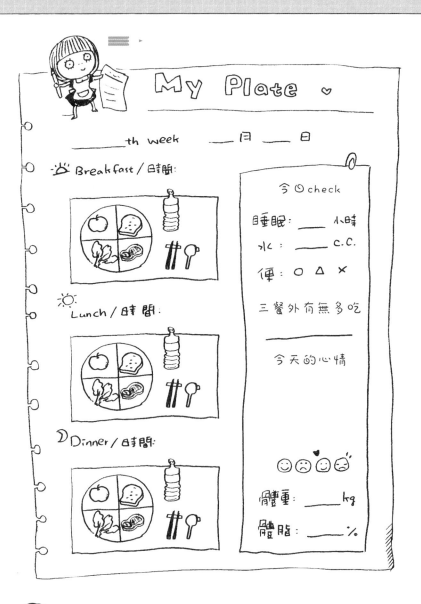

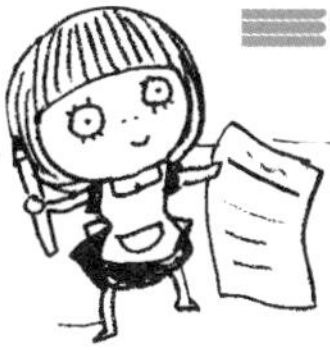

第4天

My Plate ♥

_____th week　___月___日

☀ Breakfast / 時間：

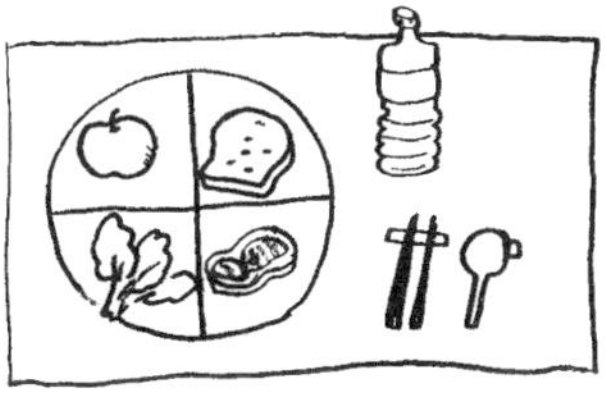

🔅 Lunch / 時間：

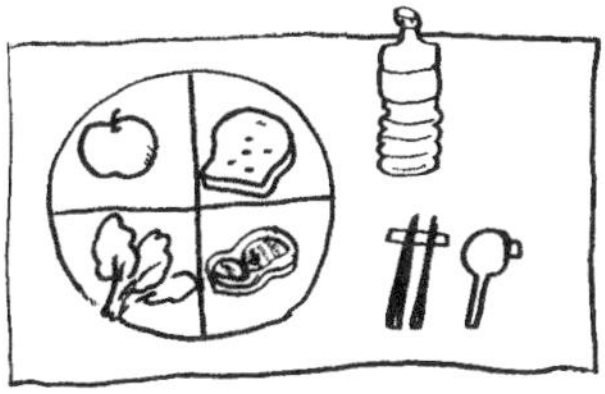

🌙 Dinner / 時間：

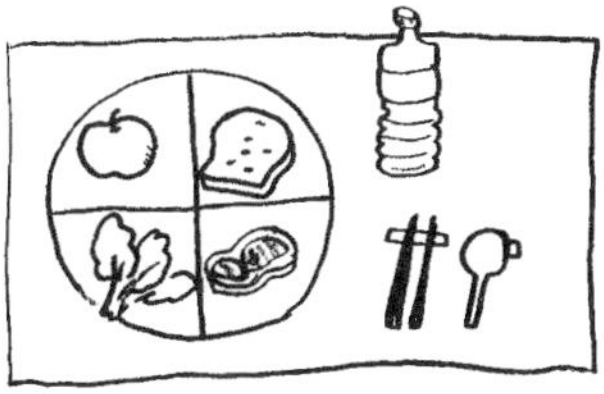

今日 check

睡眠：_____ 小時

水：_____ c.c.

便：○ △ ✕

三餐外有無多吃

_____

今天的心情

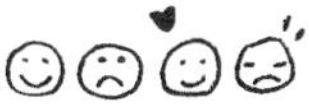

☺ ☹ ☺ 😑

體重：_____ kg

體脂：_____ %

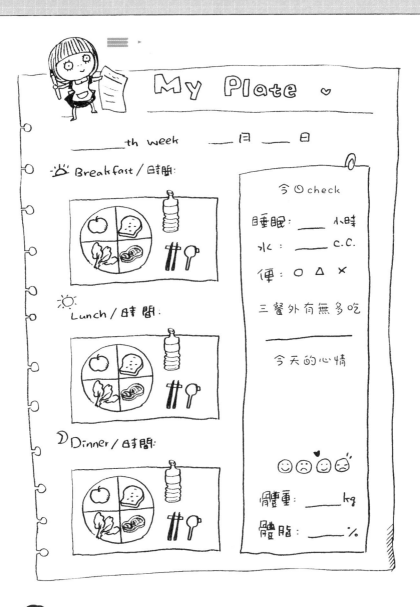

My Plate ♥

_____th week ___月___日

☀ Breakfast / 時間:

☀ Lunch / 時間:

🌙 Dinner / 時間:

今日 check

睡眠: _____ 小時

水: _____ c.c.

便: ○ △ ×

三餐外有無多吃

_____

今天的心情

😊 😞 😊 😤

體重: _____ kg

體脂: _____ %

My Plate ♡

_____ th week ____ 月 ____ 日

☀ Breakfast / 時間：

☀ Lunch / 時間：

🌙 Dinner / 時間：

今日 check

睡眠：_____ 小時

水：_____ c.c.

便：○ △ ✗

三餐外有無多吃

_____

今天的心情

☺ ☹ ☺ ☹

體重：_____ kg

體脂：_____ %

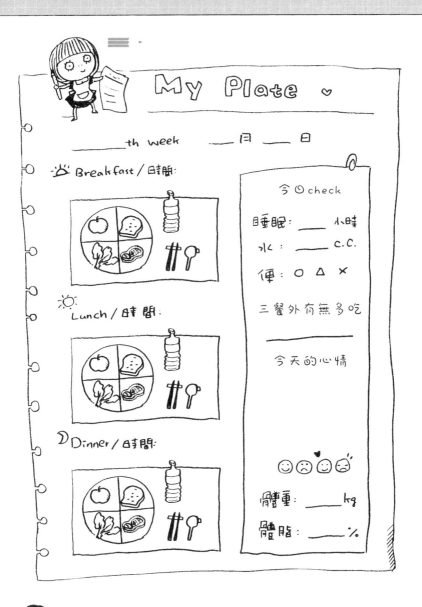

My Plate ♥

_____th week ____月____日

☀ Breakfast / 時間:

☀ Lunch / 時間:

☽ Dinner / 時間:

今日check

睡眠: _____ 小時

水: _____ c.c.

便: ○ △ ✕

三餐外有無多吃

_____

今天的心情

體重: _____ kg

體脂: _____ %

第4週，推倒斤字塔的時間！

動一動你的身體吧，為了讓你不用每次運動都要去計算消耗的卡路里，只要參照封面折口的運動，任選1種來做，比如騎腳踏車15分鐘，就可以畫滿1格。每週建議畫滿23格。很快的，你也會愛上這種流汗的爽快感喔！

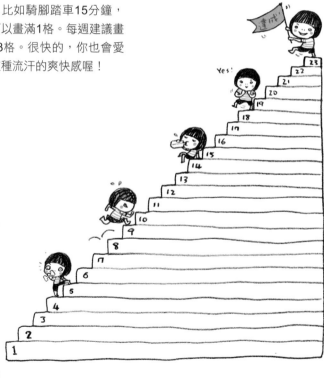

可藍的5首歌時間！

對於運動，可藍也會有懶散期，但想要苗條又健康，就必須找機會讓自己動起來。其實有個簡單方法，養成每天運動5首歌的時間，扭扭腰、動動臀、做些局部塑身運動。

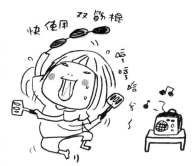

挑自己喜愛的5首歌，可以定期更新，快慢皆可。在運動的時候最好是在鏡子前面，一來可以檢視自己的身材，二來可以激勵自己！每天養成5首歌運動時間，你會發現身體也慢慢跟著改變，減肥就像存錢一樣，每天累積一點點，也是會積少成多唷！只要多用點心，那個漂亮健康的你就會慢慢成形，更有自信！

我的5首歌：

1. _____

2. _____

3. _____

4. _____

5. _____

4th week的反省點！

　　這4週的瘦身紀錄成果如何呢？是否有一些出現問題的地方？比方說沒辦法在睡前6小時吃飯，或是有哪些影響你心情，是公車等好久都不來、比賽輸了，還是被老師或上司唸？小心，這些都是你瘦身的大敵喔！記得可藍開頭說的，保持心情愉快！畫下來之後，就盡量忘掉吧！

檢討點1：

_____

檢討點2：

_____

檢討點3：

_____

≡ ‧ 煩惱的事	≡ ‧ 快樂的事

聰明又清爽瘦身食譜 **一個人的洋蔥丼飯**

今日營養小老師：可藍

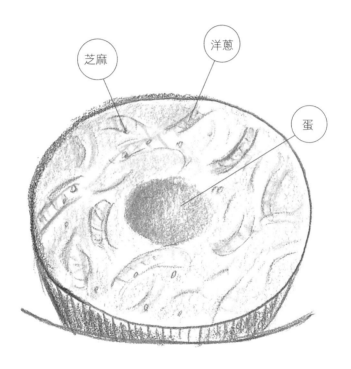

芝麻

洋蔥

蛋

【材料】

1.洋蔥半顆、雞蛋1顆、白飯1個拳頭的量。

2.調味料A：味醂1匙、醬油1匙、水2匙、鹽少許。

【作法】

1.將半顆洋蔥逆紋切絲，用一點油下鍋爆香，炒到半透明就可以了。

2.加入調味料A，之後將蛋打在中間，煮個20秒。

3.把煮好的洋蔥放在飯上就可以了。

清爽又營養的好幫手：洋蔥

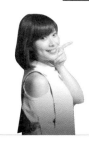

洋蔥裡面的硫磺成分能促進腸蠕動，還有燃燒脂肪的效果，甚至可以美白。真是女生的超級好朋友！不過，想要讓洋蔥發揮效用，切的時候要往纖維的反方向切，也就是縱切成半圓型，然後切口朝下切成絲狀喔！

集合！一起來做瘦身期中檢查！

8週小1號塗鴉計畫已經到了一半囉，大家執行得如何呢？讓我們來檢查一下吧！

第1週體重：　　　　　kg　　　　第4週體重：　　　　　kg

第1週BMI：　　　　　　　　　　第4週BMI：

第1週腰圍：　　　　　cm　　　　第4週腰圍：　　　　　cm

第1週臀圍：　　　　　cm　　　　第4週臀圍：　　　　　cm

貼上自己這時的照片吧！

第5週

體重：   kg

BMI：

腰圍：   cm

臀圍：   cm

經過中間點檢查之後，有沒有稍微瘦下來一些呢？在這週，我們應該會遇到減肥恐怖的大敵：停滯期。減肥停滯期是正常的人體生理保護機制，身體因為我們不再吃那麼多而減少能量的消耗，體重就不再下降了。這時候試著多運動，多塗鴉一些斤字塔來突破困境！

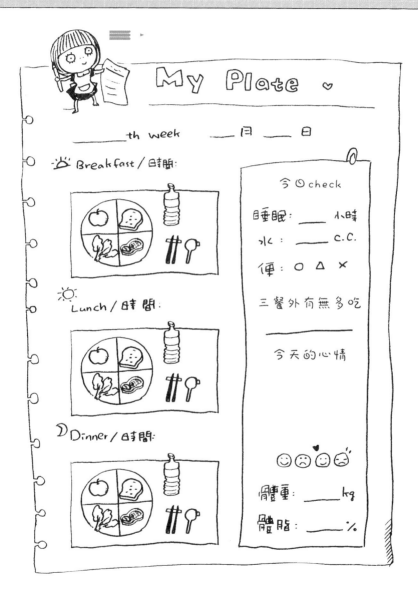

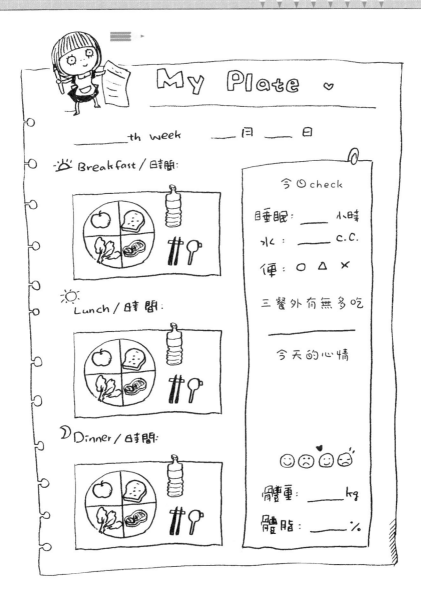

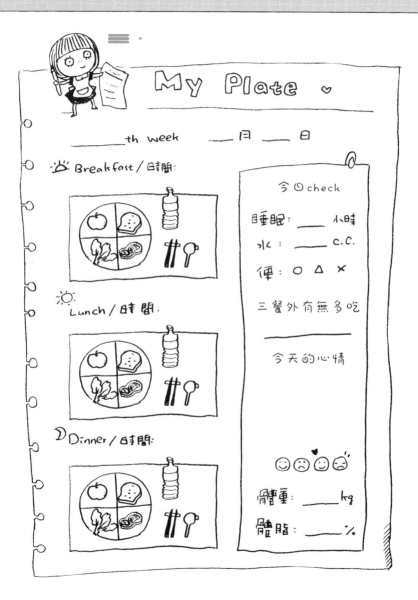

My Plate ♥

_____th week   ___月 ___日

☀ Breakfast / 時間:

☀ Lunch / 時間:

🌙 Dinner / 時間:

今⊙ check

睡眠: _____ 小時

水: _____ c.c.

便: ○ △ ✕

三餐外有無多吃

_____

今天的心情

☺ ☹ ☺ 😣

體重: _____ kg

體脂: _____ %

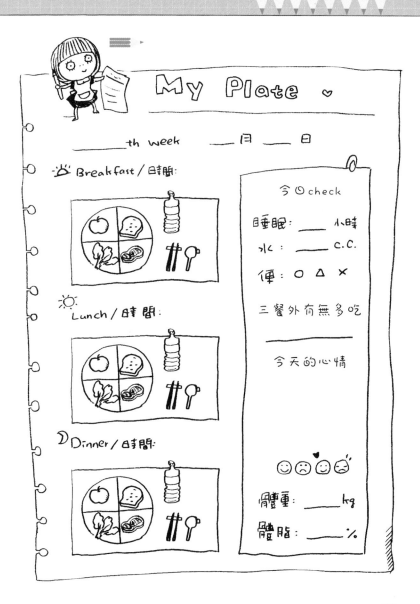

My Plate ♥

_____th week ___月 ___日

☀ Breakfast / 時間：

今日 check

睡眠：_____ 小時

水：_____ c.c.

便：○ △ ✕

三餐外有無多吃

_____

今天的心情

☀ Lunch / 時間：

🌙 Dinner / 時間：

☺ ☹ ☺ ☹

體重：_____ kg

體脂：_____ ％

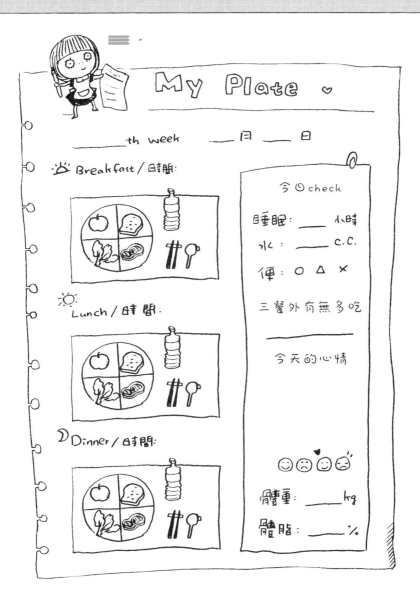

第6天

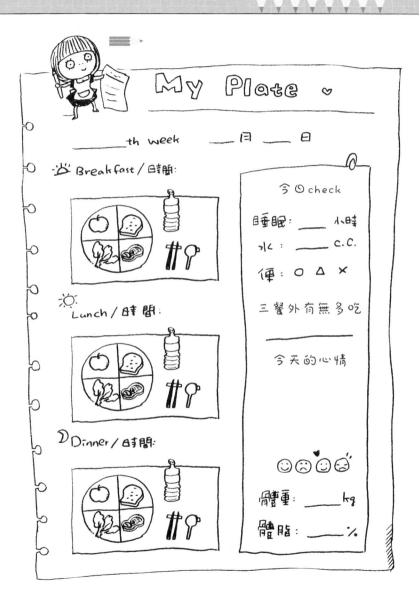

My Plate ♡

_____th week   ___月 ___日

☀ Breakfast / 時間:

☀ Lunch / 時間:

☽ Dinner / 時間:

今日 check

睡眠: _____ 小時

水: _____ c.c.

便: ○ △ ✕

三餐外有無多吃

_____

今天的心情

☺ ☹ ☺ ☹

體重: _____ kg

體脂: _____ %

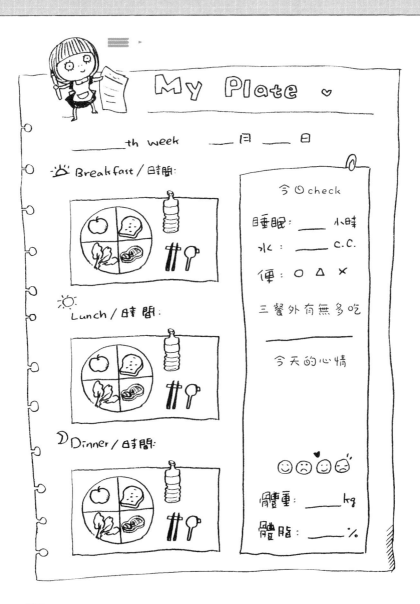

My Plate ♡

_____th week   ___月 ___日

☀ Breakfast／時間：

☀ Lunch／時間：

🌙 Dinner／時間：

今日 check

睡眠：_____ 小時

水：_____ c.c.

便：○ △ ✕

三餐外有無多吃

_____

今天的心情

☺ ☹ ☺ ☺

體重：_____ kg

體脂：_____ ％

第5週，推倒斤字塔的時間！

動一動你的身體吧，為了讓
你不用每次運動都要去計算
消耗的卡路里，只要參照封
面折口的運動，任選1種來
做，比如騎腳踏車15分鐘，
就可以畫滿1格。每週建議畫
滿23格。很快的，你也會愛
上這種流汗的爽快感喔！

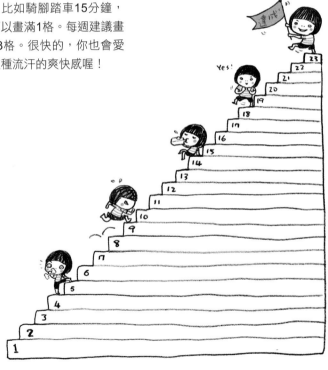

聰明又清爽瘦身食譜 **蒸的好清爽蔬食烏龍麵**

今日營養小老師：可藍

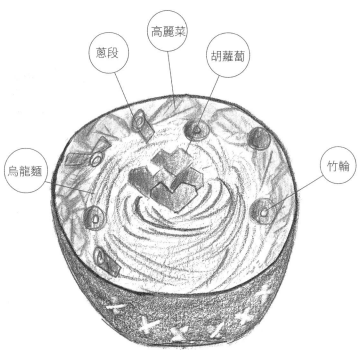

高麗菜

蔥段

胡蘿蔔

烏龍麵

竹輪

【材料】

1.烏龍麵1個拳頭的量、高麗菜1/4顆、竹輪2～3條。

2.蔥、胡蘿蔔和薑少許。

3.高湯、鹽、香油少許。

【作法】

1.先將高麗菜、胡蘿蔔、薑切絲,蔥切段。

2.準備電鍋。將高麗菜絲鋪在碗的底層,依序加入烏龍麵、竹輪、胡
蘿蔔、高湯。把碗放入電鍋,隔碗放1杯水,再把電鍋切到燉煮模
式。

3.最後加入鹽巴和香油就大功告成了!

清爽又營養的好幫手:電鍋

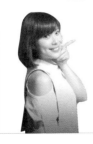

瘦身時,電鍋絕對是好幫手,因為用蒸的都比煎煮
炒炸的熱量更低,也不擔心燒焦,一指神功就能搞
定!不過綠色葉菜類很容易因為蒸過頭而變黃,可
藍這邊選的是根莖類。電鍋菜調味的順序,應該在
食物加熱變軟後再加,才不怕水蒸氣滴下失了味道
喔!

瘦身關鍵字 **獎勵**

提高瘦身動機的方法之一，就是設定「獎勵」。可以是微不足道的小禮物，譬如説減下2kg之後，買1個喜歡的小飾品（但不可以是食物喔）。不管獎賞為何，只要想想抵達終點後，將會發生開心的事，邁向終點所投入的念力自然就大。而且，在想如何犒賞時也成為了一種樂趣。

當我發現自己復胖時，因為情緒低落，一開始經常採用「犒賞之瘦」的做法。每一次都會設定不同的獎賞。到目前為止累積的戰利品，數量其實相當驚人。這些物品都蘊含著當時的回憶，因此我偶爾還會把它們拿在手裡把玩，回想著：「當時我真的好努力啊！」

此外，每當獎勵增加時，就能感受到自己的成長，也是這個方法的厲害之處！

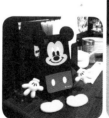

↑可愛的手機套總是我的第一首選啊！

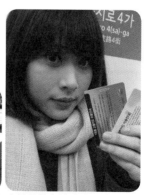

↑這是某次達成大任務之後，我給自己的獎勵：到韓國去旅遊！有時候難免會想說，是不是對自己太好了呢……

第**6**週

體重：   kg

BMI：

腰圍：   cm

臀圍：   cm

第6週的你可能會發現幾件事：和家人朋友聚餐時，別人還在吃，你卻已經有點飽了；吃完飯後就算想吃零食，也會因為有點飽而吃不太小。恭喜你，你的胃已經變小囉！

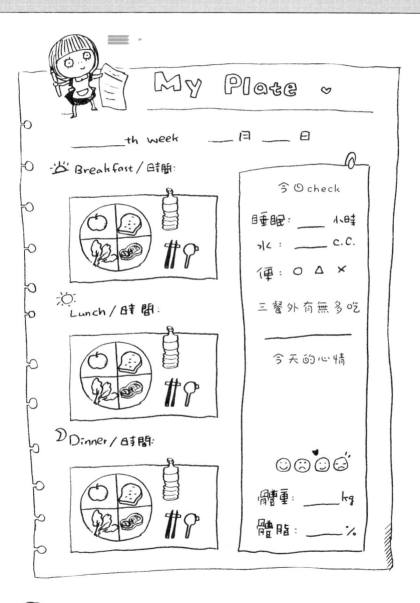

My Plate ♥

_____th week ___月 ___日

☀ Breakfast / 時間:

☀ Lunch / 時間:

☽ Dinner / 時間:

今日 check

睡眠: _____ 小時

水: _____ c.c.

便: ○ △ ×

三餐外有無多吃

_____

今天的心情

☺ ☹ ☺ 😣

體重: _____ kg

體脂: _____ %

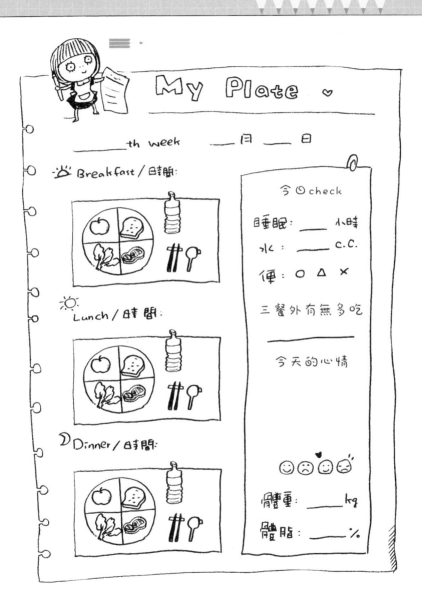

My Plate ♥

_____th week ___ 月 ___ 日

☀ Breakfast / 時間：

☀ Lunch / 時間：

🌙 Dinner / 時間：

今日 check

睡眠：_____ 小時

水：_____ c.c.

便：○ △ ✕

三餐外有無多吃

_____

今天的心情

☺ ☹ ☺ ☺

體重：_____ kg

體脂：_____ ％

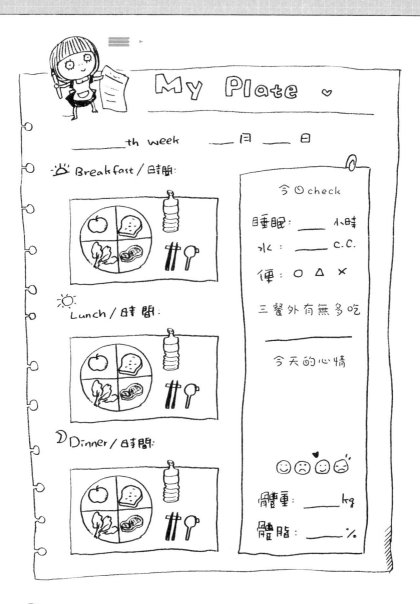

第4天

My Plate ♥

_____th week　____月____日

☀ Breakfast / 時間:

☀ Lunch / 時間:

☽ Dinner / 時間:

今日 check

睡眠: _____ 小時

水: _____ c.c.

便: ○　△　✗

三餐外有無多吃

今天的心情

☺ ☹ ☺ ☺

體重: _____ kg

體脂: _____ %

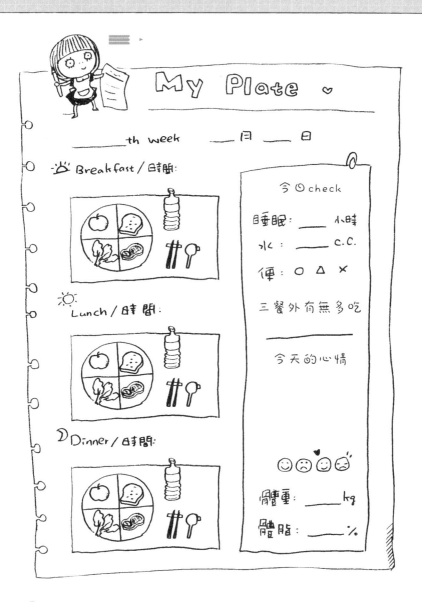

第6天

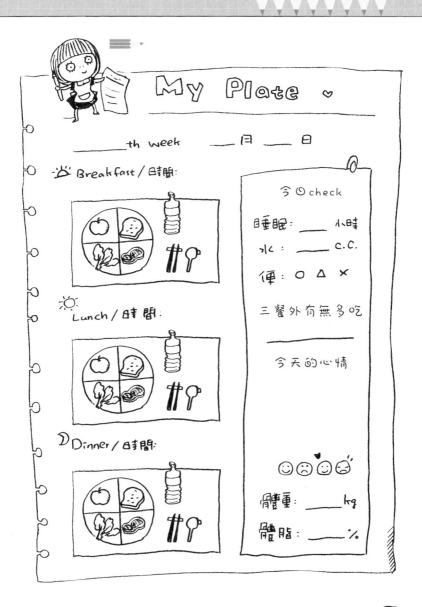

My Plate ♥

_____ th week   ___ 月 ___ 日

☀ Breakfast / 時間:

☀ Lunch / 時間:

☽ Dinner / 時間:

今日 check

睡眠: _____ 小時

水: _____ c.c.

便: ○ △ ✗

三餐外有無多吃

_____

今天的心情

☺ ☹ ☺ ☹

體重: _____ kg

體脂: _____ %

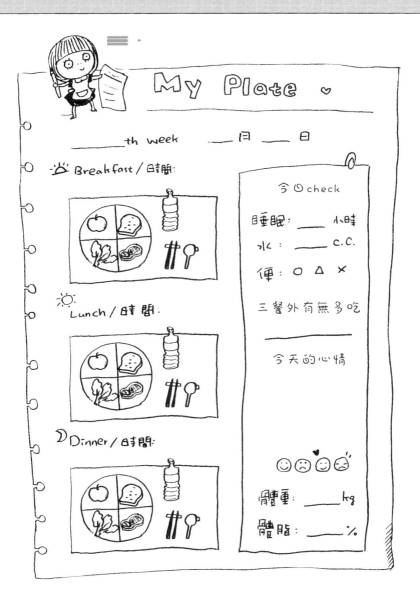

My Plate ♥

_____th week   ___ 月 ___ 日

Breakfast / 時間:

Lunch / 時間:

Dinner / 時間:

今日 check

睡眠: _____ 小時

水: _____ c.c.

便: ○ △ ✕

三餐外有無多吃

_____

今天的心情

☺ ☹ ☺ ☺

體重: _____ kg

體脂: _____ %

第6週，推倒斤字塔的時間！

動一動你的身體吧，為了讓你不用每次運動都要去計算消耗的卡路里，只要參照封面折口的運動，任選1種來做，比如騎腳踏車15分鐘，就可以畫滿1格。每週建議畫滿23格。很快的，你也會愛上這種流汗的爽快感喔！

聰明又清爽瘦身食譜 昆布醬油風味涼麵

今日營養小老師：可藍

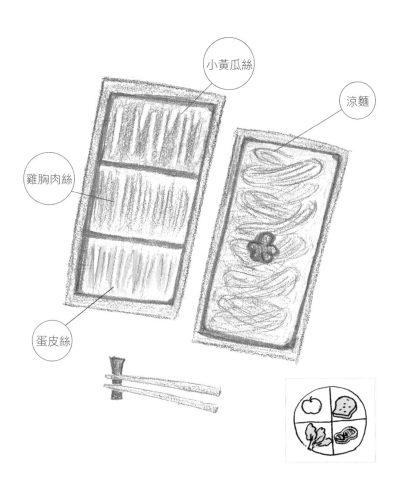

小黃瓜絲

涼麵

雞胸肉絲

蛋皮絲

【材料】

1.蕎麥麵或一般麵條1個拳頭大小、蛋1顆、雞胸肉1個拳頭大小、小黃瓜3條、昆布醬油5匙。

2.準備一個有兩層的可愛便當盒。

【作法】

1.麵條：先將麵煮熟後用冰塊泡一下，裝盒。

2.蛋皮：將蛋打散在碗中，加入少許鹽，開小火後放進平底鍋煎成蛋皮。切絲放入便當盒。

3.雞胸肉絲：雞胸肉對切之後乾煎，起鍋前灑鹽切絲裝盒。

4.小黃瓜切絲裝盒。

清爽又營養的好幫手：昆布醬油

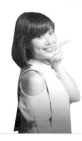

天氣熱時，在便利商店買一碗涼麵好清涼，但是熱量卻不低！一般麻醬涼麵的熱量幾乎都高達500大卡，問題就是出在「麻醬」這種醬料高熱量！所以，吃涼麵時盡量注意醬料，改用昆布醬油。其味道不死鹹，甜甜的醬油味中帶昆布的鮮味，能讓第6週食慾不振的你胃口大開喔！

只吃蔬菜水果，一定能瘦下來？

　　每次看很多韓星的減肥食譜都都以蔬菜為主，但只吃蔬菜和水果一定會瘦嗎？

　　依照可藍的經驗，水果和蔬菜是身體營養素的連結，有點像火車一樣，負責載著營養循環身體一週，讓吸收更全面，但是如果光吃蔬菜、水果減重，沒有其他營養，就像火車上面沒有載貨物空轉，反而會讓身材水腫，看起來還是圓圓的哩！

　　減重主要分成兩個層面，除了控制熱量，讓體重降下來，更要講求健康減重。減重過程若營養不均衡，像只吃蔬菜、水果，一、兩個月下來，就可能出現頭暈目眩、頭痛、胃病、失眠、人容易疲倦、荷爾蒙失調等問題。嚴重時，女生的生理期甚至出現混亂。

　　因此減重時營養一定要均衡，除了蔬菜、水果、蛋白質、五穀等營養素都不可偏廢，搭配運動，健康才不會出問題。這也是可藍提倡「MyPlate 我的餐盤」的原因喔，讓我再不厭其煩的說：「均衡的吃，比吃得少更重要！」

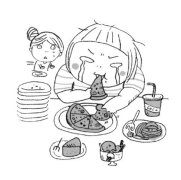

第**7**週

體重：　　　　　　　kg

BMI：

腰圍：　　　　　　　cm

臀圍：　　　　　　　cm

本週是倒數第2週，這週可藍會建議你放慢腳步，不要太過焦急於體重，注意一下你的腰圍。因為腰圍最能夠知道是否甩油成功的地方，如果腰圍的變化不大，可以加強一下跟腰部有關的運動！

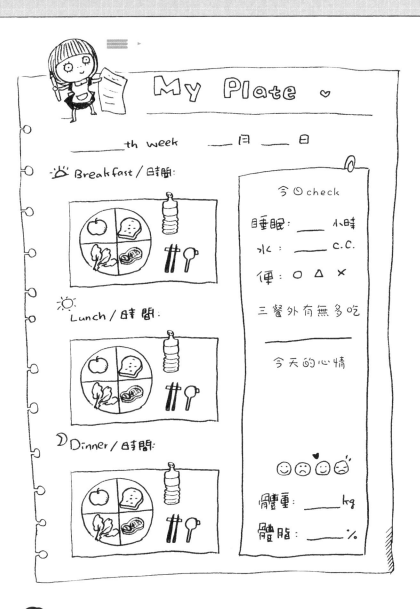

My Plate ♡

_____ th week ___ 月 ___ 日

☀ Breakfast / 時間:

☀ Lunch / 時間:

🌙 Dinner / 時間:

今日 check

睡眠: _____ 小時

水 : _____ c.c.

便: ○ △ ✕

三餐外有無多吃

_____

今天的心情

😊 🙁 😐 😅

體重: _____ kg

體脂: _____ ％

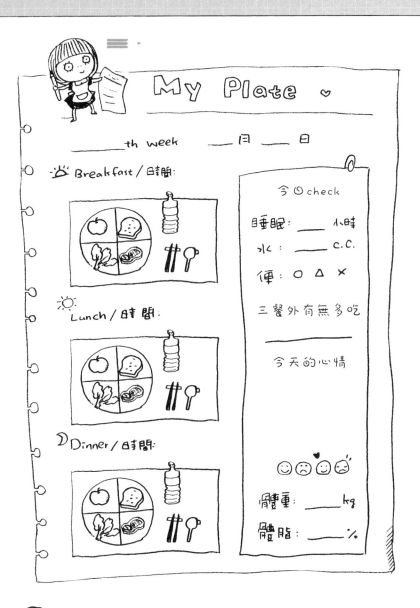

My Plate ♡

_____th week ___月 ___日

☀ Breakfast / 時間:

☀ Lunch / 時間:

☽ Dinner / 時間:

今日 check

睡眠: _____ 小時

水: _____ c.c.

便: ○ △ ✕

三餐外有無多吃

_____

今天的心情

_____

☺ ☹ ☺ ☺

體重: _____ kg

體脂: _____ %

My Plate ♥

_____th week _____月 _____日

☀ Breakfast / 時間：

☀ Lunch / 時間：

☽ Dinner / 時間：

今日 check

睡眠：_____ 小時

水：_____ c.c.

便：○ △ ✕

三餐外有無多吃

_____

今天的心情

😊 😞 😌 😣

體重：_____ kg

體脂：_____ ％

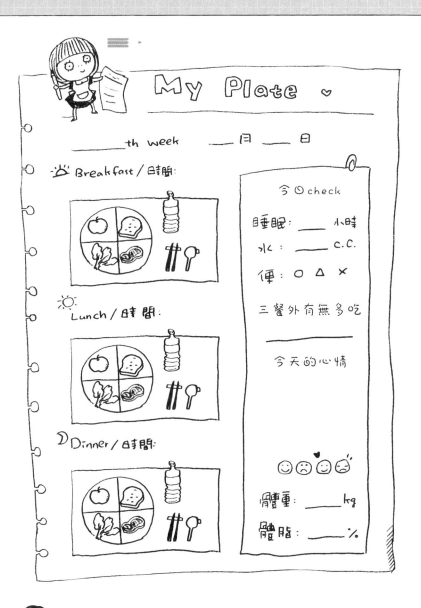

第6天

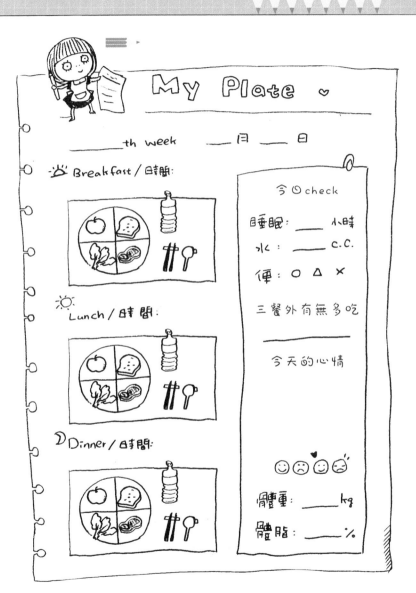

My Plate ♡

_____th week ____ 月 ____ 日

Breakfast / 時間：

Lunch / 時間：

Dinner / 時間：

今日 check

睡眠：_____ 小時

水：_____ c.c.

便：○ △ ✕

三餐外有無多吃

_____

今天的心情

☺ ☹ ☺ ☹

體重：_____ kg

體脂：_____ ％

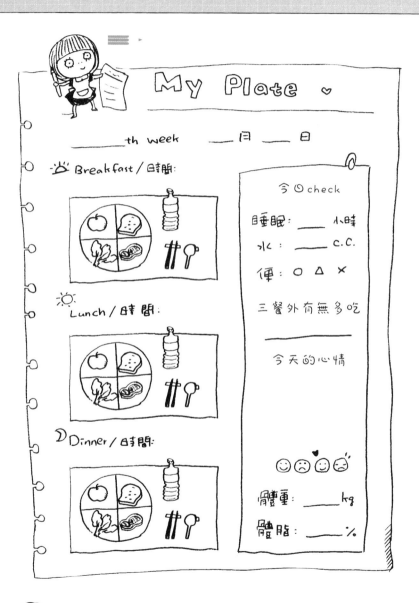

My Plate ♥

_____ th week   ____ 月 ____ 日

☀ Breakfast / 時間：

☀ Lunch / 時間：

🌙 Dinner / 時間：

今日 check

睡眠：_____ 小時

水：_____ c.c.

便：○ △ ✕

三餐外有無多吃

今天的心情

體重：_____ kg

體脂：_____ ％

第7週，推倒斤字塔的時間！

動一動你的身體吧，為了讓你不用每次運動都要去計算消耗的卡路里，只要參照封面折口的運動，任選1種來做，比如騎腳踏車15分鐘，就可以畫滿1格。每週建議畫滿23格。很快的，你也會愛上這種流汗的爽快感喔！

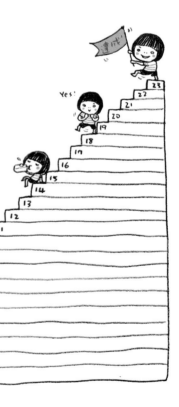

今日營養小老師：可藍

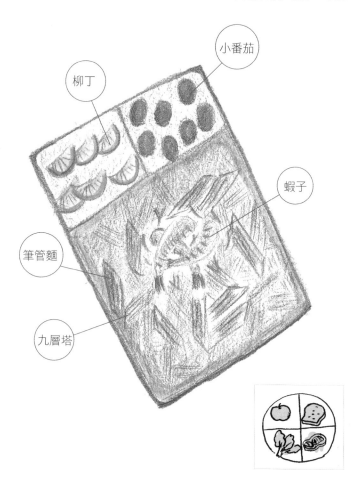

小番茄

柳丁

蝦子

筆管麵

九層塔

【材料】

1.義大利筆管麵1個拳頭的量。

2.鮮蝦3～5隻。

3.蒜頭3～5顆。

4.九層塔少許。

5.柳丁、小番茄數顆。

【作法】

1.義大利麵加鹽水煮8～10分鐘，鹽的比例沒有一定，加1～2匙即
可。加鹽的重點是讓麵變得有鹹味，緊實有彈性。

2.起油鍋加入少許橄欖油，不用等油熱就將大蒜放入乾煸，等到香味
出來後，依序放入麵、蝦子拌熟，再放入九層塔並調味即可。

p.s.可以放入自己愛吃的各種蔬菜喔，或是餐前搭配水果，既清爽又
有飽足感。

清爽又營養的好幫手：蒜頭

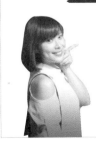

可藍知道大家清淡的東西吃久了，難免會想要來一
點點重口味，這時候大蒜清炒義大利麵就派上用
場，吃起來過癮，也不用擔心醬汁的熱量問題。
有些人會覺得蒜頭很臭，其實蒜頭是挺神奇的瘦身
食物，適量食用可以燃燒脂肪，促進新陳代謝的功
效喔！

瘦身關鍵字 大屁股

　　為什麼台灣跟美國會有很多大屁屁族或是大肚肚族呢？其實也都是習慣養成的。在每餐飯後15～30分鐘，別將屁股黏在椅子上或是床上，這是養成大屁屁、大肚肚的最好溫床。

　　當你吃飽後，身體機能一定會調成想休息的狀態，可是才剛吃的東西都還在胃裡頭，一休息就會迅速累積在大腿、肚子還有屁股。

　　從現在開始，養成飯後稍微走動的習慣，15分鐘很快就過去了，趁這時倒垃圾、買東西、洗碗盤、整理資料，站起來動一動（但是也別去運動，走一點點路即可），大概一個星期你就能發現自己變得更有活力。或許會犧牲一點休息時間，但是你存入體內的卻是好身材與健康。

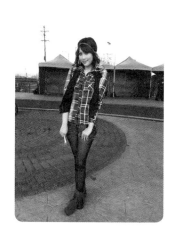

第**8**週

體重：　　　　　　kg

BMI：

腰圍：　　　　　　cm

臀圍：　　　　　　cm

恭喜你堅持到最後一週！這週的日子是
否特別難熬呢？在倒數的同時，也可以
看看幾本減肥減肥達人的書，像是蔡依
林的《養瘦》和《塑身女皇教你打造完
美曲線》就是支持可藍撐過瘦身期的好
書呢！去翻翻看吧！

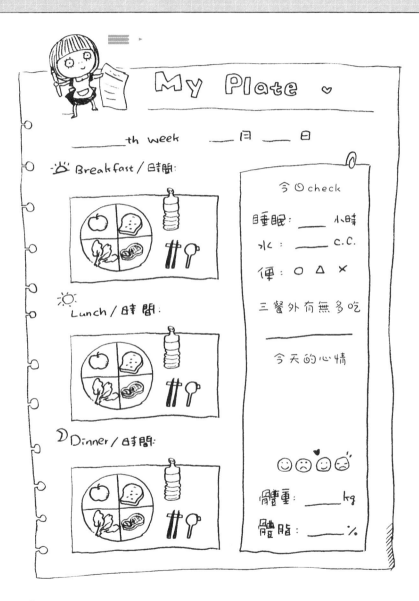

My Plate ♥

_____th week   ___ 月 ___ 日

Breakfast / 時間：

Lunch / 時間：

Dinner / 時間：

今日 check

睡眠：_____ 小時

水：_____ c.c.

便：○ △ ✕

三餐外有無多吃

今天的心情

體重：_____ kg

體脂：_____ ％

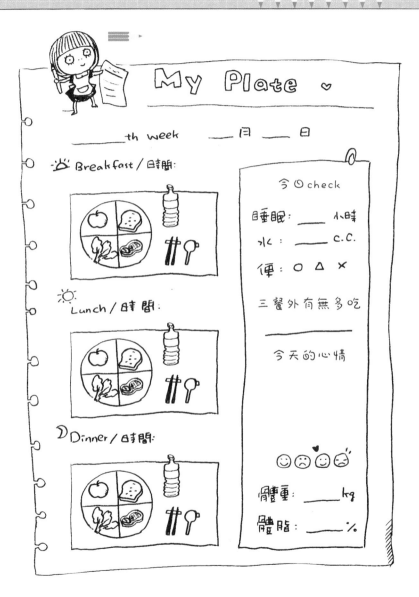

My Plate ♥

_____th week ___月 ___日

☀ Breakfast / 時間：

☀ Lunch / 時間：

🌙 Dinner / 時間：

今⊙ check

睡眠： _____ 小時

水： _____ c.c.

便： ○ △ ✕

三餐外有無多吃

_____

今天的心情

☺ ☹ ☺ ☹

體重： _____ kg

體脂： _____ ％

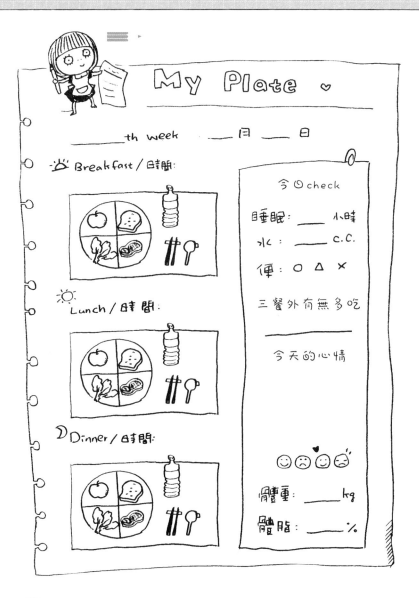

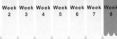

第4天

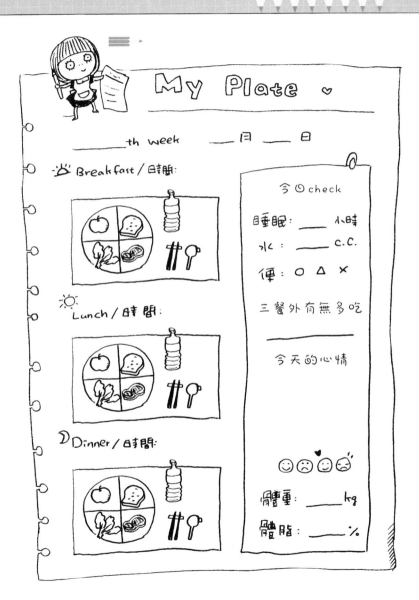

My Plate ♡

_____th week   ___ 月 ___ 日

☀ Breakfast / 時間:

🌞 Lunch / 時間:

🌙 Dinner / 時間:

今日 check

睡眠: _____ 小時

水: _____ c.c.

便: ○ △ ✕

三餐外有無多吃

_____

今天的心情

☺ ☹ ☺ ☹

體重: _____ kg

體脂: _____ %

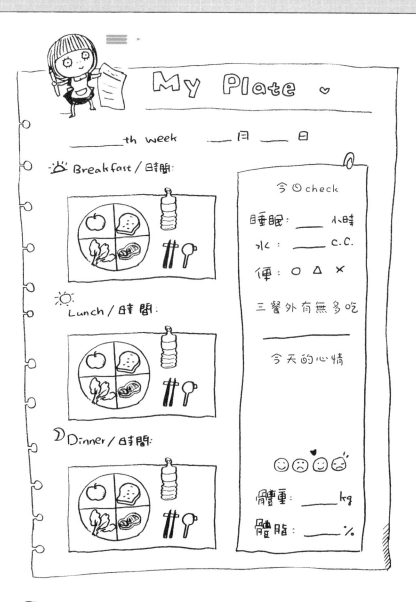

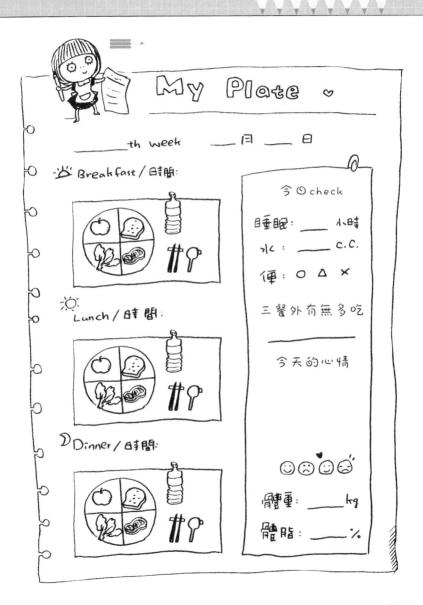

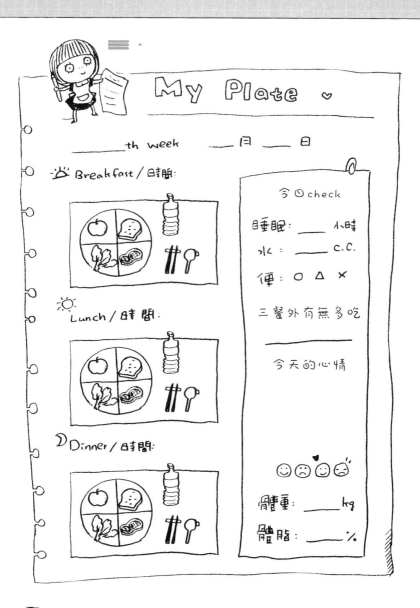

第8週，推倒斤字塔的時間！

動一動你的身體吧，為了讓你不用每次運動都要去計算消耗的卡路里，只要參照封面折口的運動，任選1種來做，比如騎腳踏車15分鐘，就可以畫滿1格。每週建議畫滿23格。很快的，你也會愛上這種流汗的爽快感喔！

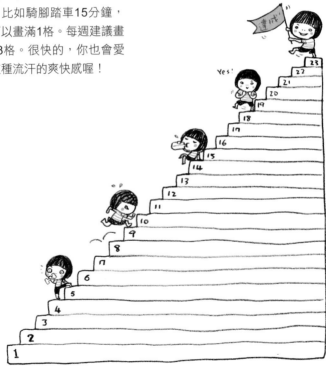

聰明又清爽瘦身食譜 麵包超人元氣便當

今日營養小老師：可藍

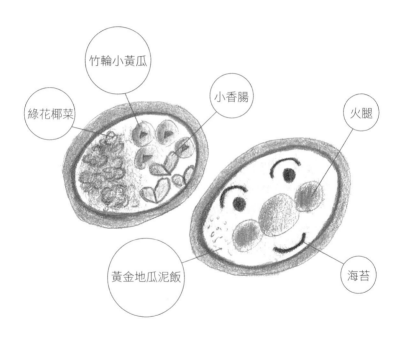

- 竹輪小黃瓜
- 小香腸
- 綠花椰菜
- 火腿
- 黃金地瓜泥飯
- 海苔

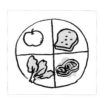

【材料】

飯半個拳頭量、地瓜1條、火腿少許、綠花椰菜1小把、小香腸數條、竹輪1條、小黃瓜1條、海苔少許。

【作法】

1.地瓜、小香腸、花椰菜、竹輪分別裝入小碗中,一起放在電鍋裡,加兩杯水在碗外一起蒸熟。

2.把蒸熟的地瓜攪拌成泥,和煮熟的飯攪拌在一起放涼。記得地瓜泥的分量是一個拳頭喔!取出綠花椰菜。加入香油和油膏。

4.取出小香腸。斜斜對切,插上牙籤固定。

5.取出竹輪,將切條狀的小黃瓜插入竹輪內,竹輪小黃瓜合體了!

6.擺盤:將地瓜泥飯放在便當盒中,把火腿剪成麵包超人的臉和鼻子,再把眼睛、眉毛和嘴用海苔剪出來。將將,麵包超人出來囉!

7.配菜:小香腸、花椰菜和竹輪可擺在另外的便當格子裡。這樣五穀、蔬菜、蛋白質都有囉!

清爽又營養的好幫手:地瓜

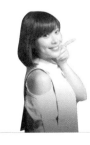

地瓜是一種鹼性食品,可中和人體內所累積過多的酸,如吃太多的肉類、蛋,或疲勞引起的酸。有些醫療報告甚至稱讚地瓜是「幾近完美的食物」,不僅熱量低,而且蛋白質比雞蛋還高,同時還擁有胡蘿蔔素、維他命C、E,以及高纖維,聰明的女孩兒們是不是應該多吃呢?

瘦身塗鴉完結篇！快檢查你小1號了沒？

　　將將將，8週小1號的計畫終於告一段落，辛苦你了！堅持到最後一刻，可藍超佩服你的啦！回想這2個月來的點點滴滴，是不是有一種「我居然熬過來了」的感覺呢？大家真的要打從心裡給自己一個讚喔！對了，趕快來測量看看，你的身體有沒有什麼好的改變！

身體的改變

體重：　　kg

BMI：

腰圍：　　cm

臀圍：　　cm

貼上自己這時的照片吧！

生活習慣的改變

☐變得比較喜歡照鏡子。

☐吃完飯不出去走一下好像怪怪的。

☐每次吃飯前都會想一下有沒有符合「MyPlate 我的餐盤。」

☐和以前比起來，好像零食吃得比較少。

☐身體比較不容易那麼累。

☐腰部的曲線好像比較有S型。

☐比較不會在餐和餐中間吃東西。

☐對生活變得比較積極。

8週結束後，我應該怎樣維持呢？

1. 減少看電視的時間

靜態活動是瘦身的大敵，尤其像看電視這種會讓你長期坐著的活動，如果戒不掉連續劇，邊看電視時記得要邊動喔！

2. 心情不好時不要用吃東西來發洩

有時候會聽到人家說：「今天心情真差，來大吃一頓吧！」人很容易把情緒發洩在吃上面，心情不好時循環已經變差了，千萬別再暴飲暴食囉！

3. 聚餐時不再選吃到飽的餐廳

多在家煮吃的，減少外食的次數，都是有效維持長久體重的方法。

4. 早餐一定要吃

真是老話一句，不過是推不倒的真理喔！

5. 每週至少還是秤體重一次

積極的態度比體重機上的數字更重要！

6. 持續「MyPlate 我的餐盤」

當然，吃得均衡是維持體重最棒的方法！

體重、BMI變化記錄表

體重

	kg

| | kg |

| | kg |

| | kg |

| | kg |

| 7天後 | 14天後 | 21天後 | 28天後 |

日期：

把變化畫在統計圖上，你很容易就會發現自己的身體正在改變中！體重和BMI請分別用不同的顏色繪製上去。

BMI值

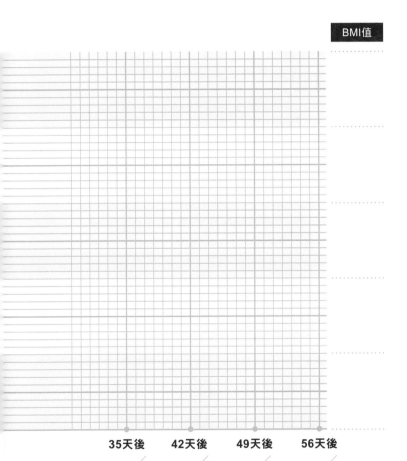

35天後　　42天後　　49天後　　56天後

國家圖書館出版品預行編目資料

我也要！色鉛筆塗鴉就能瘦：好好吃、隨手畫，8週體型小1號的瘦身手帳 /
　可藍作. -- 初版. -- 臺北市：圓神, 2012.07
　　128 面；13×18.6公分 --（TOMATO；55）
　　ISBN 978-986-133-414-1（平裝）
　　1. 減重
411.94　　　　　　　　　　　　　　　　　　101009635

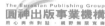

The Eurasian Publishing Group
圓神出版事業機構
用心與你對話．視野無限寬廣

 圓神出版社
Eurasian Press

http://www.booklife.com.tw　　　　　　inquiries@mail.eurasian.com.tw

(TOMATO) 055

我也要！色鉛筆塗鴉就能瘦
——好好吃、隨手畫，8週體型小1號的瘦身手帳

作　　者／可藍
繪　　者／水腦
發 行 人／簡志忠
出 版 者／圓神出版社有限公司
地　　址／台北市南京東路四段50號6樓之1
電　　話／（02）2579-6600．2579-8800．2570-3939
傳　　真／（02）2579-0338．2577-3220．2570-3636
郵撥帳號／18598712　圓神出版社有限公司
總 編 輯／陳秋月
資深主編／沈蕙婷
專案企畫／賴真真
責任編輯／林欣儀
美術編輯／王　琪
行銷企畫／吳幸芳．簡琳
印務統籌／林永潔
監　　印／高榮祥
校　　對／可藍．莊淑涵．林欣儀
排　　版／莊寶鈴
經 銷 商／叩應股份有限公司
法律顧問／圓神出版事業機構法律顧問　蕭雄淋律師
印　　刷／祥峰印刷廠
2012年7月　初版

定價 250 元　　　　ISBN 978-986-133-414-1